INFLUENCE DES DÉCOUVERTES

PHYSIOLOGIQUES ET CHIMIQUES

RÉCENTES

SUR LA PATHOLOGIE ET LA THÉRAPEUTIQUE
DES ORGANES DIGESTIFS

PAR LES DOCTEURS

X. DELORE ET A. BERNE

Chef de la clinique chirurgicale (HÔTEL-DIEU)

Chef de la clinique d'accouchements (CHARITÉ)

ANCIENS INTERNES DES HÔPITAUX DE LYON.

Ouvrage couronné par la Société impériale de Médecine de Lyon
(MÉDAILLE D'OR).

PARIS
LIBRAIRIE DE VICTOR MASSON
Place de l'Ecole-de-Médecine.

LYON
LIBRAIRIE DE Mel SAVY
Place Bellecour.

1857.

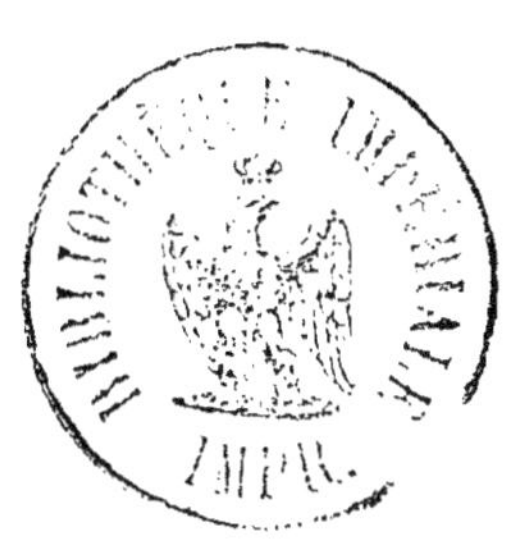

INFLUENCE DES DÉCOUVERTES

PHYSIOLOGIQUES ET CHIMIQUES

OUVRAGES DES MÊMES AUTEURS.

—

X. DELORE.

Quelques recherches sur le Pus (*Paris*, 1854. Thèse inaugurale).

Opérations de Lithotritie. Note présentée à l'Académie de Médecine (*Revue médicale et Moniteur des hôpitaux*, 1855).

De la Glycogénie hépatique (*Gazette médicale de Lyon*, 1856).

—

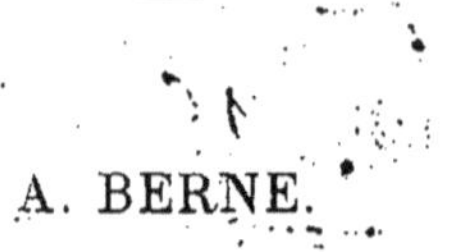

A. BERNE.

Du Système cutané, au point de vue de ses fonctions, de la Mort aigue par la peau, et de la Pathogénie chez l'homme (*Paris*, 1854).

INFLUENCE DES DÉCOUVERTES
PHYSIOLOGIQUES ET CHIMIQUES
RÉCENTES
SUR LA PATHOLOGIE ET LA THÉRAPEUTIQUE DES ORGANES DIGESTIFS

PAR LES DOCTEURS

X. DELORE ET A. BERNE

Chef de la clinique chirurgicale (HÔTEL-DIEU)

Chef de la clinique d'accouchements (CHARITÉ)

ANCIENS INTERNES DES HÔPITAUX DE LYON.

Ouvrage couronné par la Société impériale de Médecine de Lyon

(MÉDAILLE D'OR).

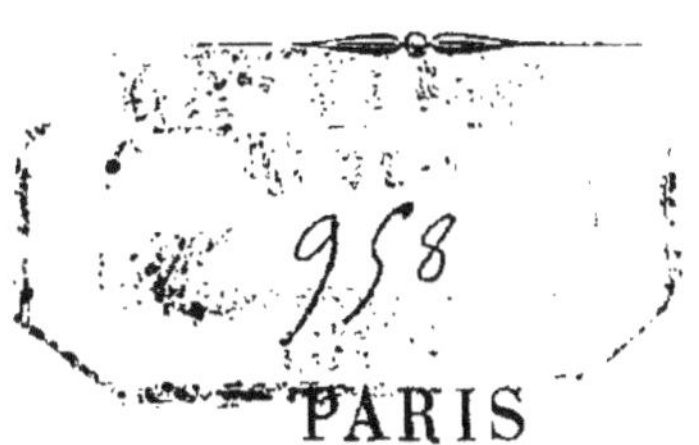

PARIS

LIBRAIRIE DE VICTOR MASSON

Place de l'École-de-Médecine.

LYON

LIBRAIRIE DE Mel SAVY

Place Bellecour.

1857.

INFLUENCE

DES

DÉCOUVERTES PHYSIOLOGIQUES

ET CHIMIQUES RÉCENTES,

SUR LA PATHOLOGIE ET LA THÉRAPEUTIQUE

DES ORGANES DIGESTIFS

Il y a près d'un siècle, Lavoisier et Seguin ouvraient en France les portes de cette brillante carrière de physiologie expérimentale, où tant de travailleurs après eux sont venus creuser leurs sillons. Depuis lors le progrès s'est encore opéré, la chimie organique s'est constituée, et sous l'impulsion des Liébig, des Dumas, des Berzélius, des Chevreul, les découvertes, on peut le dire, ont marché à pas de géant.

Aussi, plus que jamais, la physiologie, si bien appuyée, s'est-elle efforcée d'acquérir de nouveaux faits pour résoudre les problêmes de la vie.

Ces récentes conquêtes ont dû nécessairement amener des transformations importantes dans la médecine pratique , et si chaque période de l'évolution médicale s'est distinguée par quelque caractère spécial, celui de notre époque est bien certainement un des plus accentué. Bénéficier des découvertes modernes et pour l'étiologie , et pour le traitement des maladies, n'est-ce pas là le but le plus constant des efforts de notre génération? But louable ; car toute chose humaine est perfectible , et lorsque l'on voit les sciences modernes apporter des résultats si immenses , il est logique de rechercher aussi les conséquences utiles que l'on peut en faire ressortir, pour l'étude de l'homme malade.

Loin de nous certes la pensée que ce soit seulement dans ce sens que désormais la médecine ait à progresser. Mais pour tout esprit non prévenu, il y a là évidemment un levier puissant, qui peut faire avancer de beaucoup la pratique médicale.

Cette application des sciences chimiques et physiologiques ne doit, du reste , se faire que dans de certaines limites, et malheureusement dans le cours de ce Mémoire , nous aurons bien souvent à constater combien les expérimentateurs sont allés trop loin , en voulant assimiler complètement les faits chimiques aux faits vitaux : en concluant trop facilement de l'animal à l'homme , même de l'animal vivisectionne à l'animal sain.

Ici, comme partout, l'esprit humain a manifesté sa tendance funeste à l'exagération. Chaque chose de l'homme n'a-t-elle pas ses abus ? Aussi retrancherons-nous bien des rameaux de toutes ces théories modernes que l'imagination enfante avant l'observation et l'expérience clinique.

« Déterminer l'influence que les récentes découvertes chimiques et physiologiques relatives aux fonctions des organes digestifs doivent exercer sur la pathologie et sur la thérapeutique des maladies de ces organes, »

Telle est la question que nous nous proposons d'aborder. A aucune époque peut-être le problème ne pouvait être d'une importance et d'une opportunité plus grande ; c'est surtout, en effet, pour la physiologie du tube digestif que les plus incontestables découvertes ont été faites ; et maintenant encore lorsque chaque jour le travailleur apporte quelques faits nouveaux, quel esprit médical n'a pas senti le besoin, au milieu de cette fermentation scientifique de se demander :

« Quelles sont, d'une part, les découvertes réalisées ?

« Quelle est, d'un autre côté, la valeur de cette nouvelle arme que l'on présente à la médecine ? »

Nous nous sommes efforcés de résoudre ces deux questions, qui nous semblaient solidaires.

Disons-le de suite, après avoir scruté pour ce travail tout le bagage scientifique moderne, ce n'est pas sans découragement que nous avons entrevu que, jusqu'à ce jour, rien de sérieusement pratique ne pouvait encore être déduit. — On regarde, avec une certaine tristesse, cet immense amas de travaux remarquables dont il n'est presque pas sorti une seule conséquence thérapeutique importante.

Pour nous cela tient surtout à ce que jusqu'à présent il est encore peu de médecins qui possèdent, d'une façon complète, l'ensemble des découvertes de notre époque. Or, comment déduire des applications de faits que l'on ne connaît pas parfaitement. — Notre travail n'aura donc pas, nous le savons, le brillant de l'originalité ; mais en restant dans les termes même de la question, espérons au moins qu'il sera utile.

Nous aurons, en effet, à passer en revue l'ensemble des découvertes modernes, et s'il est des résultats acquis, nous espérons les signaler.

Puis d'autres viendront, et plus heureux que nous, pourront combler les lacunes qui existent encore, et réaliser les espérances qu'on est en droit d'attendre pour l'avenir.

Voici l'ordre qu'il nous a semblé convenable d'adopter :

1° De même qu'en physiologie, proprement dite, une étude sur les fonctions digestives commence toujours par un examen des aliments , c'est-à-dire des matériaux sur lesquels le tube digestif doit agir, de même nous examinerons d'abord , ce que nous savons de plus à notre époque, sur le plus grand nombre des aliments, soit au point de vue :

de leur composition mieux connue,
de leur préparation ,
de leurs effets dans l'économie.

C'est , en un mot , une hygiène des fonctions digestives , que nous nous proposons de faire.

2° Nous analyserons ensuite successivement les diverses parties du tube digestif ; alors , pour chaque organe en particulier , nous passerons en revue la partie physiologique , puis nous détaillerons les applications pathologiques qui peuvent en découler.

3° Comme la digestion tient essentiellement sous sa dépendance le grand acte de la nutrition , il nous a semblé , que nous ne pouvions moins faire , d'envisager l'influence que l'étude mieux comprise des fonctions digestives avait eue sur la connaissance de la nutrition proprement dite ; quelles déductions le pathologiste pouvait en faire ressortir ?

CHAPITRE PREMIER.

HYGIÈNE DU TUBE DIGESTIF.

Ne considérer l'influence des récentes découvertes physiologiques et chimiques qu'au point de vue de la pathologie et de la thérapeutique, serait, il nous semble, laisser dans l'oubli un des chapitres les plus intéressants et les plus productifs de leur histoire. Dans ces derniers temps, l'étude attentive des aliments a fait ressortir sur leur division et leur rôle dans l'économie, des considérations aussi brillantes qu'inattendues ; la question vitale de l'alimentation humaine a été éclairée d'un jour tout nouveau, aussi l'importance des résultats obtenus, nous justifiera-t-elle pleinement d'entrer dans les détails qui vont suivre.

Nous examinerons, dans deux articles différents, la division des aliments et leurs modes de conservation.

ARTICLE PREMIER.

DIVISION DES ALIMENTS.

Rien de plus beau et de plus séduisant que la division des aliments, due à Liébig et à Dumas !

— Les uns sont les aliments plastiques.

— Les autres les aliments respiratoires.

Les uns, destinés à la nutrition, sont assimilés ou désassimilés. Les autres favorisent, règlent ou retardent la désassimilation. Les premiers s'en vont de l'économie sous la forme d'urée ou d'acide urique ; le rein est l'organe chargé de leur excrétion. Les seconds sortent sous la forme d'acide carbonique et de vapeur d'eau ; le poumon est l'organe où se fait leur élimination. L'intermédiaire obligé de ces phénomènes intérieurs, c'est l'oxygène inspiré ; c'est lui qui se combine aux substances azotées et les convertit en acide urique et en urée.

c'est lui qui, s'unissant au carbonne, donne de l'acide carbonique ; c'est encore lui qui occasionne la départ de l'hydrogène avec lequel il engendre de la vapeur d'eau ; la chaleur animale est le résultat de ces combinaisons diverses.

Absorbé dans la vésicule pulmonaire le gaz oxygène est porté par le globule sanguin dans tous les points de l'organisme, où il détermine des phénomènes d'oxydation étudiés avec soin par Frerichs, Wœlher et M. Mialhe. Grâce à son action le soufre, l'acide sulfhydrique et le phosphore introduits dans l'économie, se transforment en acide sulfurique et phosphorique ; l'huile volatile d'amandes amères. en acide benzoïque d'abord, en acide hippurique ensuite ; le tannin devient acide gallique, les lactates, les tartrates, les citrates et les malates se changent en carbonates. Aussi M. Mialhe, interprètant un fait, découvert par Millon, dit que si l'acide cyanhydrique tue avec une rapidité foudroyante, c'est qu'il suspend l'oxydation organique. L'émétique posséderait, à un moindre degré, une propriété analogue, de là son efficacité dans la pneumonie et le rhumatisme. — *Les aliments respiratoires*, *désassimilateurs*, appelés encore faux aliments ou de combustion, entretiennent la vie sans nourrir, soutiennent le jeu des organes, mais ne réparent point les pertes de l'économie ; ce sont les féculents, les gommes, les sucres, les huiles,

les graisses, le vin, les alcooliques, les sels, les acides et les bases d'origine organique, telles que la caféine, etc. Ces aliments ne sont dans notre corps qu'à titre de passagers, mais ils ne passent point dans nos excrétions sans avoir subi les modifications que nous avons indiquées en parlant du rôle de l'oxygène. Tous n'ont point pour destination d'activer le départ des molécules assimilées, et nous verrons en étudiant l'action du sucre, analogue du reste à celle du café, qu'un certain nombre tempèrent la désassimilation et la reculent suivant les besoins de l'organisme. — Enfin, *les aliments plastiques*, assimilables ou réparateurs, sont les substances coagulables d'origine animale ou végétale, certains sels minéraux et l'eau qui sert aussi de véhicule aux aliments respiratoires. Ces principes restent et séjournent un certain temps dans notre économie, dont ils deviennent partie intégrante. C'est par l'assimilation que nous transformons nos aliments en notre propre substance. Certains corps sont assimilés comme ils sont introduits, plusieurs sels minéraux, tels que le chlorure de sodium, en sont un exemple. Un certain nombre, solubles qu'ils étaient, deviennent insolubles, tel est le biphosphate de chaux qui s'unit à l'osséine. L'assimilation minérale est donc un phénomène chimique des plus simples.

Celle des substances organiques est un peu plus

complexe ; l'acte de la digestion leur fait subir une modification isomérique qui change leur mode de coagulabilité et de solubilité ; puis, en vertu de la loi d'analogie de formation, elles se transforment en osséine dans les os, en musculine dans les muscles, etc.

Cette théorie avec son unité et sa masse de faits habilement groupés est vraiment une conception magnifique et grandiose ; et cependant le bruit sourd du marteau des démolisseurs s'est déjà fait entendre, l'édifice est encore debout, mais ses bases sont déjà sapées et profondément ébranlées.

Ce n'est plus actuellement par la combustion que nous expliquons la désassimilation, mais par des catalyses dédoublantes ; l'assimilation se produit par des catalyses combinantes. La chaleur ne résulterait plus nécessairement des combinaisons organiques, s'il fallait en croire les nouvelles découvertes de M. Schönbein de Bâle ; l'étude plus approfondie de l'oxygène ozoné tend à opérer une révolution dans la science; ce corps peut, en effet, déterminer des mutations chimiques, sans élévation appréciable de température.

Tout n'est point dit encore sur le rôle de l'oxygène, il sert non seulement à l'élimination des substances qui ont fait partie de notre organisme, mais encore à l'évolution des phénomènes plastiques. On sait, en effet, que les matériaux habituels de notre nourriture contiennent plus de carbone que nos tissus ; or, la digestion est impuissante pour opérer le départ de cet excès de carbone ; cette fonction est dévolue à l'oxygène, qui rend ainsi l'aliment apte à être assimilé. A notre point de vue, ce gaz n'est donc pas une cause incessante de déperdition, mais bien aussi de recomposition.

Mais s'il n'est point prouvé que l'expiration d'acide carbonique soit seulement un indice de désassimilation, l'est-il mieux que l'excrétion d'acide urique et d'urée atteste uniquement une désaggrégation des molécules qui ont vécu ? je ne sais. Il est possible cependant qu'une particule azotée, à laquelle vous aurez enlevé de l'urée, soit encore apte à constituer nos organes vivants et que ce soit là un phénomène épurateur et non destructeur.

Il est difficile d'admettre la séduisante distinction des aliments plastiques et respiratoires, lorsqu'on voit les amylacés, qui se rangent essentiellement dans ce second groupe, se transformer en sucre, et le sucre, ainsi que M. Bernard l'a démontré, devenir de la graisse ; Brillat Savarin n'a-t-il pas exprimé un fait généralement admis en disant : *les féculents engraissent ?*

Or, la graisse ne fait-elle pas partie constituante de nos organes ? Le tissu cellulo-adipeux n'est-il point substance intégrante de notre corps, au même titre que nos os et nos muscles ?

On dit partout que les peuples du nord absorbent une grande quantité d'aliments respiratoires, pour équilibrer par une production de chaleur plus considérable la rigueur de leur climat ; mais il est aussi incontestable qu'ils font une consommation d'aliments azotés supérieure à celle des peuples du midi ; ceux-ci, au contraire, ont une nourriture presque exclusivement composée de pain, de maïs, de fruits et de légumes ; l'Arabe vit d'un peu de riz.

Oui, c'est notre intime conviction, au milieu d'éclatantes vérités, les chimistes illustres dont notre époque a droit d'être fière, ont laissé glisser quelques erreurs. Les animaux, on le sait maintenant, fabriquent des principes immédiats ; la glycogénie hépatique en est un exemple remarquable ; les végétaux, dont l'organisation est moins parfaite, pouvaient-ils avoir seuls cette propriété formatrice ?

En résumé, suivant nous, le poumon et le rein sont des foyers où s'élaborent aussi bien les produits destinés à vivre que les matériaux voués à la mort. La calorification n'est point la résultante des combinaisons de l'oxygène avec le carbone et l'hydrogène, la découverte de l'ozone vient de porter un coup fatal à cette théorie, et M. Bernard l'a remplacée déjà, en démontrant que le sang des veines hépatiques était plus chaud que le sang artériel et le sang veineux, venant des extrémités. De plus, il est très-contestable que certains aliments soient exclusivement destinés à l'assimilation, tandis que d'autres n'auraient que des usages passagers de calorification et de dépuration.

Il est encore une autre division des substances nutritives ; essentiellement physiologique et d'une importance fondamentale, elle est basée sur leur constitution chimique et sur leur mode présumé de digestion spéciale ; elle admet les aliments ***azotés***, ***gras*** et ***amylacés***. Les premiers correspondent aux plastiques, les seconds aux respiratoires. Les premiers se digèrent dans l'estomac, les seconds dans les intestins.

La vie est incompatible avec un régime exclusivement gras, féculent ou azoté ; c'est une chose actuellement bien prouvée et généralement admise. On a pu nourrir, il est vrai, des chiens exclusivement avec du gluten, mais cette expérience aurait besoin de recevoir une nouvelle sanction, pour faire exception à la loi que nous venons de formuler.

La nature, du reste, s'est conformée à cette règle et nous pouvons saisir son secret en étudiant la composition des ***aliments complets***, de ces aliments préparés pour des organismes jeunes et en voie de développement, qui ne possèdent point encore la faculté de chercher eux-mêmes les conditions alimentaires indispensables à leur existence. Ainsi, les trois ordres d'aliments que nous avons indiqués ont été réunis par une main prévoyante, dans le *lait* et l'*œuf*. Le premier contient du sucre de lait, une substance azotée, la caséine, une matière grasse, le beurre. Dans le second, l'albumine est la substance azotée ; on la précipite par ébullition et on peut déceler du sucre ; le jaune, enfin, contient la vitelline et des corps gras, bien étudiés par M. Gobley.

Voilà, assurément, deux aliments types ; en considérant attentivement ceux qui forment la nourriture exclusive de certains animaux, nous leur reconnaîtrons une composition identique, sinon pour la proportion, au moins pour la nature des éléments. Le sang, par exemple, qui nourrit les carnivores, que dis-je, aux dépens duquel tous les animaux exécutent les phénomènes de leur nutrition, ne renferme-t-il pas du sucre, des substances grasses et azotées ?

Les herbivores qui affectent de préférence à leur nourriture les diverses plantes que fournit le sol, doivent y trouver également les trois principes fondamentaux dont nous parlons ; et, en effet, la chimie moderne nous les a montrés dans tous les végétaux.

Les aliments du règne animal ou végétal, ne diffèrent donc pas sensiblement ; il a été dans le plan du créateur, que la plupart des animaux eussent une tendance irrésistible à se nourrir de certaines substances, et que leur tube digestif fût en rapport avec leur genre d'alimentation; mais cet ordre, primitivement conçu, n'est point une barrière infranchissable, et d'ingénieux investigateurs nous ont montré des lapins, des taureaux et des chevaux soumis exclusivement à la viande, des carnivores vivant seulement de pain. Ces faits ont perdu de leur curiosité primitive, car nous savons actuellement que, sous des formes diverses, les aliments sont toujours les mêmes, et qu'il est inutile de supposer, comme les anciens physiologistes, que la digestion diffère suivant les diverses espèces animales.

ARTICLE II.

CONSERVATION DES ALIMENTS.

Grâce aux découvertes du génie moderne, les importants problèmes de l'hygiène alimentaire ont reçu, pour la plupart, une solution satisfaisante. Nous ne sommes plus aux temps malheureux où les horreurs de la famine venaient lourdement peser sur toute une population. La facilité des communications, qui s'accroît de jour en jour, permet aux nations d'échanger aisément leurs produits ; la cherté des vivres est possible, mais la disette ne l'est plus.

Ce ne sont point là nos seules conquêtes ; nous avons étudié plus attentivement les altérations des substances nutritives, et nous sommes arrivés à les prévenir et à les retarder presque indéfiniment. Les conditions indispensables à la putréfaction des corps organiques, sont la chaleur, l'humidité et la présence de l'air. Les conditions de conservation sont inverses ; il faut une basse température, la diminution et la privation du fluide aérien. Nous verrons ces diverses méthodes appliquées à la conservation des aliments végétaux ou animaux que nous allons successivement passer en revue ; nous terminerons cet article par quelques mots sur l'alimentation insuffisante.

§ I. — ALIMENTS D'ORIGINE VÉGÉTALE.

A. *Céréales*. La farine de froment, cet aliment précieux, se conserve aisément pourvu qu'on la préserve de toute humidité ; le procédé de Vallèry est spécialement recommandé par M. Payen. Les falsifications en sont rares et difficiles à reconnaître ; on y parvient cependant en appréciant comparativement les quantités de gluten et de matières grasses. Le sulfate de chaux serait facilement décelé par la calcination.

Il ne sera point inutile de jeter ici un rapide coup-d'œil sur la panification ; la connaissance raisonnée des opérations qu'elle comporte, nous permettra de mieux juger les défauts qui peuvent s'y glisser.

Panification. Un premier fait, incontestable du reste, c'est que la qualité du pain dépend avant tout de la qualité de la farine ; les perfectionnements du manuel opératoire ne sont qu'accessoires. On pétrit d'abord la farine avec 50 ou 60 pour 0/0 d'eau, pour y introduire de l'air et on la livre à la fermentation.

C'est le sucre qui fermente, et c'est le gluten qui est le principe fermentifère ; le résultat est de l'acide carbonique et de l'alcool. Mais pour que cet acte indispensable s'accomplisse plus rapidement, on mêle à la pâte une certaine quantité de levain, qui n'est autre chose que de la pâte, déjà elle-même en voie de fermentation. Il ne faut pas que le levain soit gardé trop longtemps, comme cela arrive souvent dans les campagnes, parce qu'alors il devient acide, une fermentation lactique s'établit, et le gluten perd une partie de son extensibilité ; le pain devient plus lourd, de plus difficile digestion et non pas plus nourrissant comme le pensent beaucoup de personnes.

Lorsque la pâte est bien levée , c'est-à-dire lorsque la fermentation est uniformément développée dans tous ses points , on la porte au four , où se passent plusieurs nouveaux phénomènes ; nous dirons seulement que la fermentation s'arrête et que la croûte est élevée à une température de 210 degrés environ ; à cette chaleur son amidon se transforme en dextrine , substance soluble et d'une digestion plus facile. La connaissance de ce fait devra être mise à profit par le médecin qui aura à soigner des estomacs convalescents ou débiles.

Le pain nouvellement sorti du four est tendre ; exposé à l'air pendant un espace de temps variable, il devient rassis. On croit généralement que le pain rassis diffère essentiellement du pain frais , par la moindre quantité d'eau qu'il contient, et que, par conséquent , à poids égal , il est beaucoup plus nutritif. M. Boussingault a fait à ce sujet des expériences curieuses ; il en résulte que le pain frais conserve toujours une température supérieure au milieu ambiant ; en devenant rassis , il se refroidit en perdant une quantité d'eau presque insignifiante , et, chose remarquable, en le portant à une température de 100 degrés environ, il devient, de nouveau, pain tendre. Cette dernière expérience lui a prouvé , d'une manière évidente, que ces états différents tenaient à un état moléculaire particulier.

Il est maintenant parfaitement démontré, que le pain blanc est moins nutritif et plus indigeste que le pain bis ; M. Mouriès a poursuivi, à cet égard, des expériences déjà commencées par M. Magendie, et il est arrivé à d'intéressants résultats. Le pain blanc n'est que du pain bis dont on a enlevé tout le son ; or, le son, d'après M. Mouriès, renferme, outre les matières épidermiques complétement réfractaires à la digestion, des ferments glycosiques ; grâce à leur influence, dans l'acte digestif, la plus grande partie de l'amidon devient soluble. La farine de son contient donc un principe actif, analogue à celui de l'orge, et son action initiale, commencée pendant la confection de la pâte, ne s'achève que pendant la digestion. Voilà pourquoi le pain brut est gras au toucher, et pourquoi les animaux le digèrent mieux. Il y a cependant avantage à ce que la classe ouvrière se nourrisse de pain blanc, parce que elle sera moins facilement fraudée sur la qualité.

De ces connaissances à l'emploi du pain de son, dans certaines affections de l'estomac, il n'y a qu'un pas.

Pain de gluten. D'après la théorie de M. Bouchardat, théorie qui jouit encore d'une grande vogue, quoiqu'elle ait été puissamment ébranlée, les glycosuriques transformeraient en sucre une quantité d'amidon trop considérable, l'organisme ne pourrait pas tout consommer, et l'excès passerait dans les urines. Il faut donc, de toute nécessité, retrancher les aliments amylacés; pour réaliser cette indication, M. Bouchardat eut l'idée d'administrer du pain de gluten; mais ce fut M. Martin de Grenelle qui le premier réussit à en fabriquer; au début il ne pouvait se conserver plus de 4 à 5 jours; depuis, sa confection a été bien perfectionnée. Il faut avoir soin d'abord de soumettre le gluten humide et divisé à la température de 100 degrés dans une étuve; on le réduit ensuite en farine qui contient 80 0/0 de gluten; on la pétrit en y mettant 60 à 70 0/0 d'eau, et y ajoutant 0,05 de levure de bière; on peut alors en faire du pain, des gaufres, des crêpes, etc. Ces précautions méritent d'être connues, car sans elles la confection de ce pain devient fort difficile.

Dans la fabrication de l'amidon, on perd une énorme quantité de gluten que l'on abandonne à la putréfaction. M. Durand a réussi à utiliser cette substance en la retirant à peu de frais. Il est certain qu'elle peut devenir un aliment précieux, dont on sentira tout le prix dans les temps de disette. D'après les indications de M. Durand, M. *Martin de Toulouse* fabrique des vermicelles et des semoules très-riches en gluten, doués par conséquent d'une puissance nutritive plus prononcée.

B. *Légumes herbacés.* Leur influence dans la nourriture de l'homme, et leurs effets utiles sont surtout manifestes dans le cours des longs voyages maritimes. Il est indispensable, pour l'entretien régulier des fonctions de la vie, de varier la nourriture et de la rendre agréable; or, sur les vaisseaux, où la nécessité obligeait de n'emporter qu'une nourriture fortement azotée, le scorbut se développait, et le scorbut est une maladie de nutrition par excellence. Actuellement on est parvenu à conserver des légumes frais.

Plusieurs procédés sont mis en usage pour obtenir cet important résultat. La méthode d'Appert, qui réussit pour les viandes, est insuffisante. Mieux vaut dessécher les légumes dans un courant d'air chaud, comme MM. Masson et Chollet, et les réduire, à la presse hydraulique, en petites tablettes, que l'on recouvre d'une feuille d'étain. Il est encore préférable d'obtenir leur dessication par un courant de vapeur chaude, comme le pratique M. Verdeil.

Ces conserves, obtenues économiquement, faciliteraient les approvisionnements et l'emploi en toute saison des produits végétaux.

C. *Sucre.* Nous voulons seulement relater ici les curieuses recherches que Bocker a faites sur l'action de cette substance. D'après lui, 1° l'emploi du sucre diminue considérablement l'exhaltation d'ac. carbonique par le poumon, ainsi que celle de l'eau. D'un autre côté, il s'est assuré que la transpiration cutanée n'était pas augmentée.

2° L'analyse des urines lui a fourni une moins grande quantité de phosphates et de matières animales extractives.

La diminution des produits excrémentitiels, prouve que la nutrition est ralentie. Ainsi le sucre n'est point un aliment de nutrition, mais un aliment qui modère l'élimination des produits excrémentitiels ; on pourrait donc l'employer utilement pour rendre moins rapide la métamorphose destructive des organes.

A ces idées théoriques, résultat d'un grand nombre d'expériences, Bocker ajoute des observations où l'alimentation sucrée a été employée avec succès.

Suivant M. Mialhe, le sucre de canne ralentit l'oxydation organique, en absorbant l'oxygène destiné à la produire. Le sucre de glycose ne jouirait d'une propriété analogue qu'en présence des alcalis ; mais cette opinion est minée par les récentes expériences de Poggiale, qui établissent, d'une manière incontestable, qu'on retrouve toujours les mêmes quantités de glycose chez les animaux auxquels on a administré des matières amyloïdes mêlées ou non avec du bi-carbonate de soude.

§ II. ALIMENTS D'ORIGINE ANIMALE.

A. *Viandes.* Sans aucun doute nous connaissons mieux aujourd'hui les altérations que peuvent subir les matières animales, et l'étude attentive des conditions de décomposition putride, nous a conduit à d'ingénieux moyens de les en préserver. Il suffit, dans certains cas, de les soustraire à la chaleur pour que la putréfaction ne puisse s'établir.

C'est ainsi que du gibier ou du poisson, placés dans une atmosphère limitée, maintenus à 3 ou 4 degrés par de la glace, peuvent, sans altération et sans déformation, être conservés pendant plusieurs jours.

La dessication opérée sous le soleil brûlant des régions tropicales, peut aussi donner d'excellents résultats. C'est ainsi qu'on prépare le *tasajo* américain, qui conserve fort bien son arôme et contient seulement 5 à 6 d'eau pour 100.

On peut aussi empêcher la fermentation, en excluant de la viande tout l'air ou l'oxygène libre qu'elle contient; à cet effet, on la comprime dans un intestin de bœuf, où on la renferme soigneusement.

Enfin, citons encore les *conserves* qui se font par plusieurs procédés :

Le procédé Appert consiste à annihiler l'influence oxydante de l'oxygène. Pour cela on met les viandes dans des vases hermétiquement fermés, et on les plonge, pendant quelques instants, dans une chaudière contenant de l'eau à 100 degrés. Le peu d'oxygène resté libre se combine, dit-on, avec la matière organique, et devient impropre désormais à produire la fermentation.

M. Fastier a perfectionné ce procédé en plongeant les vases, non fermés, dans un bain marie, élevé à température de 110 degrés par l'addition de sucre ou de sel; l'eau bout dans ces vases, la vapeur entraîne tout l'air qui y est contenu, on les ferme ensuite rapidement.

Le premier degré de putréfaction diminuant la cohésion des substances animales, on en a profité pour ramollir celles qui possèdent des fibres trop fermes, l'ébullition leur fait perdre ensuite toute propriété malsaine.

Du reste, à l'égard des viandes altérées soit par la putridité, soit par les maladies contagieuses et inoculables, nous sommes encore sous l'empire des préjugés vulgaires. Les expériences de M. Renault d'Alfort démontrent cependant que des porcs peuvent s'en nourrir impunément, et que leur chair n'a aucune propriété malsaine ou même désagréable.

Il faut excepter, toutefois, les substances contenant de la gélatine ; la fermentation y développe un suc acide, et de nombreux champignons, qui apparaissent sous forme de moisissure ; elles sont alors vénéneuses, ce qu'il faut attribuer à ces parasites, dont beaucoup d'espèces sont dangereuses, comme on le sait.

B. *Le lait* est souvent l'objet de fraudes nuisibles au consommateur. On peut les déceler par des moyens physiques, tels que le *lactomètre* de Banks, le *galactoscope* de M. Bouchardat, l'*aréomètre* de Baumé, qui apprécient sa densité ; les moyens chimiques nous renseignent sur sa constitution.

M. Leconte reconnaît exactement sa richesse en beurre en le faisant bouillir avec de l'acide acétique cristallisable, dans un tube gradué. Excellent moyen qui mériterait d'être vulgarisé. Le beurre vient se coaguler à la surface, et on peut en doser la proportion. L'addition de gomme de dextrine ou d'amidon sera également dévoilée par des moyens chimiques.

Quant aux nombreux procédés de conserver le lait, plusieurs donnent d'assez bons résultats. Une basse température, ou l'addition d'un peu de bicarbonate de soude, empêchent la fermentation lactique ; M. Trousseau emploie ce dernier moyen pour empêcher le lait, destiné aux enfants, de s'aigrir.

La méthode Appert réussit moins efficacement que celle de M. de Lignac. Le médecin hygiéniste doit tenir un grand compte de tous les perfectionnements qui tendent à assurer la conservation des aliments. L'utilité d'avoir des vivres frais est trop bien prouvée aujourd'hui pour qu'il y ait besoin ici d'une plus ample démonstration.

Mais il ne suffit pas à l'homme d'avoir du pain ou de la viande de bonne qualité, il faut encore, pour l'équilibre de ses fonctions, une association de ces deux sortes d'aliments, quoique la chimie ait découvert, dans presque toutes les substances nutritives, les trois espèces d'éléments indispensables à la vie, une alimentation variée n'en est pas moins impérieusement exigée par les besoins de notre organisme.

Voyons de quelle façon M. Payen arrive à cette conclusion par des chiffres éloquents.

L'homme éprouve, en 24 heures, une déperdition de 20 gr. d'azote et de 310 gr. de carbone par les urines, les sueurs, les selles, etc.

Pour remplacer ces 20 gr. d'azote, il faut 130 gr. de matières azotées; ces 130 gr. se retrouvent dans 619 gram. de viande, ou dans 1857 gr. de pain.

Pour équilibrer et remplacer les 310 gr. de carbone, il faut 2818 gr. de viande ou bien 1033 gr, de pain.

Nous voyons donc qu'un homme qui se nourrirait exclusivement de viande, n'en aurait besoin que de 619 gr. pour subvenir aux déperditions d'azote, tandis qu'il lui en faudrait 2818 pour subvenir aux pertes de carbone, différence énorme de 2199 gr. Un homme au contraire qui se nourrirait exclusivement de pain, devrait en absorber 1857, pour représenter 130 gr. de substance azotée, et seulement 1933 gr. pour 310 de carbone. Il est facile de voir qu'une grande quantité de viande suffit à peine pour le carbone, et se trouve trop considérable pour l'azote; c'est en sens inverse pour le pain. De là on peut conclure à l'importance d'une alimentation mixte ainsi composée :

Pain, 1000 gr.
Viande, 286 gr.

Après le pain la viande est, sans contredit, l'aliment le plus indispensable, et cependant sa répartition est fort inégale; nous allons citer, à ce propos, quelques recherches de M. Payen, pour montrer combien il est urgent d'en favoriser la production.

La population de la France est de 35 millions d'habitants, le rendement de viandes de 980 millions de kilog., si ce poids de viande était également réparti entre tous les individus, chaque personne aurait 76 gr. par jour, quantité insuffisante, comme on voit. Mais les habitants des campagnes sont loin d'être aussi favorisés que ceux des grands centres, où affluent les produits. La consommation moyenne des premiers égale à peine le 5e de celle d'un parisien.

En Angleterre, l'usage en est beaucoup plus répandu, et la répartition plus égale ; chaque individu a, en moyenne, 224 gr. de viande par jour.

Les chairs des divers animaux n'ont point, au même degré, un pouvoir nutritif, et le médecin sait parfaitement qu'il n'est point indifférent de permettre, à un convalescent, des viandes blanches ou des viandes noires, du poisson ou du bœuf. Voici une analyse comparative de Schultz, qui peut donner une idée de cette différence pour 100 gr.

	Viande de bœuf.	*Id.* de carpe.
Fibrine	15	12
Albumine. . . .	4,3	5,2
Extrait alcool., sels.	1,3	1
Id. aqueux, *id.*	1,8	1,7
Phosphates . . .	traces.	
Graisse, perte. . .	0,1	0
Eau.	77,5	80,1

M. Marchal de Calvi a de plus communiqué à l'Institut des expériences propres à déterminer le degré de nutritivité des viandes les plus usuelles. Après plusieurs essais, il reconnut que les viandes qui laissaient le plus de résidu solide devaient être rangées dans l'ordre suivant :

Porc. — Bœuf. — Mouton. — Poulet. — Veau.

Mais le résidu solide, obtenu par une simple dessication, ne représente point exactement le pouvoir nutritif, il faut défalquer de ce poids les graisses, aliments respiratoires destinés à être brûlés, et qui ne sont nullement plastiques ou réparateurs. Il traite donc par l'éther et alors les viandes se trouvent rangées dans l'ordre suivant :

Bœuf. — Poulet. — Porc. — Mouton. — Veau.

Il est parfaitement connu, que la chair des jeunes animaux est plus aqueuse, plus gélatineuse et moins riche en arôme.

Nous ne parlerons point ici de cette fameuse discussion que souleva le Mémoire de M. Darcet sur la puissance nutritive de la gélatine. Il s'était persuadé à tort que le bouillon n'agissait que par sa gélatine ; or, la gélatine ne représente que 1 à 2 millièmes du poids du bouillon.

Dans un Mémoire sur la matière grasse et les propriétés alimentaires de la chair de différents poissons (Académie des sciences, 2 juillet 1855), M. Payen recherche si les substances huileuses prennent part à la nutrition des animaux. Sa méthode d'expérimentation est excellente et les résultats obtenus fort positifs ; mais le problème dont il s'occupe était résolu depuis longtemps, et personne n'ignore les expériences de M. Bernard sur la digestion des matières grasses. M. Payen déduit de ses expériences que les substances huileuses servent directement à l'engraissement, conclusion qui nous semble prématurée.

Des derniers travaux du professeur Lehmann, il résulte de plus que la graisse est complètement indispensable pour la nutrition. Toutes les fois, en effet, que le régime, même varié, ne contenait aucune substance graisseuse, au bout de très-peu de temps survenaient des phénomènes rapides d'amaigrissement progressif. Un peu de graisse, ajoutée alors à la nourriture, rétablissait l'équilibre nutritif.

§ III. — DE L'ALIMENTATION INSUFFISANTE.

Il serait intéressant d'indiquer les cas, malheureusement trop nombreux, où l'alimentation est insuffisante aux besoins de l'organisme ; mais une aussi vaste question nous entraînerait en dehors du cadre que nous nous sommes tracé ; nous voulons seulement examiner rapidement les recherches de M. Mouriès sur le régime et la mortalité des enfants.

L'influence du phosphate de chaux sur l'économie a été l'objet des études de M. Mouriès. Il attribue à ce sel l'entretien de l'irritabilité vitale, sans laquelle il n'y a ni assimilation, ni nutrition. Les individus qui en sont privés, meurent d'autant plus vite, que leur activité organique est plus grande, les oiseaux, par exemple, plus rapidement que les quadrupèdes.

Chez les enfants des grandes villes, qui n'en trouvent point dans leur nourriture une proportion assez considérable, la mortalité augmente ; son insuffisance relative engendre des affections du système lymphatique.

Il en faut 6 gr. par jour pour entretenir la santé ; les urines des femmes de la campagne en donnent 5 gr. à l'analyse, tandis que celles des villes en donnent à peine 3 gr. La nourriture de ces dernières ne renferme que la moitié de la quantité suffisante.

A l'appui de ces idées théoriques, et pour confirmer l'importance de ses recherches, M. Mouriès cite un assez grand nombre d'observations ; mais nous regrettons de le dire, elles n'ont aucun caractère scientifique, elles indiquent l'adresse précise des malades guéris, à la manière de ceux qui abusent de la crédulité publique ; elles ne tiennent pas assez compte de toutes les conditions hygiéniques, dans lesquelles se sont trouvés les enfants soumis à sa méthode ; elles n'établissent point le diagnostic d'une manière assez rigoureuse , etc.

Le travail de M. Mouriès fut présenté à l'Académie de médecine , et la partie chimique obtint quelque faveur ; c'est en effet la seule qui soit sérieuse. Dès qu'un nourrisson est atteint d'une affection quelconque , on administre à sa nourrice de l'albumine et du phosphate de chaux , et la guérison survient comme par enchantement ! Il est réellement facheux, pour les idées scientifiques de M. Mouriès , qu'il ait une officine et qu'il ait inventé une semoule *au protéino-phosphate calcique*.

En terminant cette ébauche rapide , où nous avons esquissé les découvertes relatives à l'alimentation , nous émettons le vœu que le progrès puisse recevoir son application sur une plus vaste échelle ; c'est surtout à la génération médicale actuelle qu'appartient le noble rôle de faire bénéficier l'hygiène des découvertes industrielles. La tâche est assez belle pour mériter d'être entreprise.

CHAPITRE II.

PHYSIOLOGIE ET PATHOLOGIE DE L'APPAREIL DIGESTIF.

Les esprits investigateurs de toutes les époques ont construit des théories sur les intéressants phénomènes de la digestion ; par le court exposé qui va suivre on verra où peuvent entraîner les hypothèses qui ne reposent point sur des faits ; elles aboutissent certainement à faire admirer l'ingéniosité de leurs auteurs : mais quelles entraves pour la science !

Si nous remontons aux temps d'Hippocrate, nous trouvons en honneur le système de la *coction* alimentaire ; ce mot exprimait l'altération, l'animalisation que subissait l'aliment ; il était vrai dans un sens, car la chaleur est indispensable à l'accomplissement de l'acte digestif.

La *fermentation* détrôna la coction grâce à Van-Helmont. Dans l'estomac se trouvait tout préparé un ferment subtil qui agissait sur les aliments ingérés. Aujourd'hui encore nous admettons l'action catalytique ou fermentescible de la pepsine ou de la diastase.

Quant à la *putréfaction* inventée par Glistonicus, elle fut ruinée par Spallanzani. Ce dernier vit, en effet, le suc gastrique enlever tout caractère putride aux aliments en voie d'altération. Pouvait-on dès lors se fier à la théorie précédente ?

Les idées de coction, de fermentation et de putréfaction devaient plaire aux chimistes ; le système de la *trituration* dut sortir du cerveau d'un mécanicien ; Pitcarn avait évalué la force de l'estomac à 12951 livres, n'est-ce pas là un bel exemple de l'absurdité des calculs géométriques appliqués à la physiologie !

La trituration s'exécute avec énergie, il est vrai, dans le robuste gésier des gallinacés ; mais il n'est rien de semblable chez l'homme où l'estomac est trop faible pour broyer les substances ingérées. Ce rôle est tout entier dévolu chez lui à la mastication, et l'estomac n'opère qu'un mélange plus intime.

Haller, s'appuyant sur les expériences d'Albinus, crut que les aliments, baignés dans le suc gastrique, subissaient une véritable *macération*. Ainsi, encore dans ce cas, on prenait la fonction accessoire pour la fonction principale, comme on avait fait pour la trituration, pour la fermentation, etc.

Il est important, sans doute, que les aliments soient ramollis; mais ce n'est point là le rôle spécial du tube digestif, la salive, elle aussi, ramollit les aliments: les ruminants ont bien deux cavités gastriques destinées à cet acte secondaire, la panse et le bonnet; mais ce n'est là toujours que le préambule de la digestion.

Enfin, arrivèrent les belles expériences de Spallanzani sur le suc gastrique; elles furent les premières lueurs de la physiologie rationnellement expérimentale. Il en est sorti la théorie qui régna jusqu'à notre époque, et qui se présentait, il faut l'avouer, sous les dehors les plus séduisants.

La salive, mêlée d'abord à l'aliment, le met en contact intime avec l'oxygène, pour lequel elle possède une grande affinité : plus tard le suc gastrique, par son action dissolvante, écarte, divise, modifie profondément les molécules nutritives.

Le bol alimentaire, à l'état de chyme, passe dans le duodénum ; là s'opère une première séparation entre le chyle, qui est absorbé par les chylifères et le reste du chyme qui poursuit sa marche.

Chemin faisant, la masse chymeuse est arrosée par le liquide pancréatico-biliaire, qui détermine une nouvelle séparation de chyle, et précipite tout ce qui n'est pas nutritif.

Dans le jéjuno-iléon, le chyle continue à être absorbé, et les sécrétions intestinales augmentent la masse chymeuse.

L'absorption enlève, dans le gros intestin, les dernières parcelles chyleuses ; le chyme n'existe plus, c'est l'excrément.

Nous avons sondé plus avant les mystères de la nutrition, et nous avons vu qu'entre l'assimilation, but final, et la digestion, acte préparateur, il y avait des opérations d'un ordre plus intime, qui s'effectuaient au sein de nos parenchymes.

Voici le tableau résumé de nos connaissances à cet égard, nous nous réservons de les développer plus longuement dans le cours de ce Mémoire :

Introduit dans la bouche, l'aliment est soumis, dans son parcours à travers un long tube contractile, à l'action des sucs divers élaborés par une foule de glandes. Il rencontre d'abord la salive qui le ramollit, qui lui donne une température en harmonie avec celle de l'économie, et qui prélude à la transformation glycosique des amylacés, destinée à s'achever plus tard. Il parvient dans l'estomac ; là, le suc gastrique dissout les corps protéiques et leur permet d'être absorbés sous la forme d'albuminose. Il est poussé dans l'intestin grêle, où le suc pancréatique émulsionne les corps gras, et opère complètement la mutation glycosique des féculents ; puis, la bile et les liquides intestinaux viennent ajouter leur action, encore imparfaitement déterminée, pour exprimer de l'aliment toutes ses molécules nutritives.

Existe-t-il donc, entre la théorie aujourd'hui en vigueur, et celle qui florissait il y a vingt ans à peine, des différences essentielles ? Sans doute, en voici les preuves : Il y avait pour nos pères un chyle unique, il y en a trois actuellement ; le chyle glycosique, le chyle albuminosique et le chyle graisseux. Pour nous, le dernier est seul absorbé par les chylifères, les deux autres sont emportés par l'absorption veineuse, dont on n'avait pas tenu compte précédemment, les chylifères devant suffire à tout.

Nous sommes parvenus de plus à connaître ou à soupçonner des phénomènes bien autrement importants ! La digestion ne se borne plus, pour les physiologistes de notre époque, seulement aux préparations du laboratoire intestinal ; grâce à elles l'aliment, devenu soluble et apte à l'absorption, peut s'introduire dans le courant veineux. Faisant désormais partie de la colonne sanguine, il traverse avec elle les glandes qui sont jetées sur son passage, dans un but de haute utilité ; il se modifie dans le foie, le poumon, le rein, la rate, etc., et devient propre à l'assimilation. C'est une seconde digestion, indispensable complément de la première. Si Galien, par une de ces intuitions qui n'appartiennent qu'au génie, avait soupçonné l'hématose hépatique, sa conception était demeurée stérile, faute de preuves pour la faire valoir; la gloire de nos physiologistes, c'est de les avoir fournies. Mais malgré les travaux de Bernard, de Lehmann, de Mialhe et Béclard, le dernier mot n'est point dit, la tâche n'est point accomplie, plus d'un nuage voile encore l'horizon; au soleil de l'avenir à dissiper toutes les incertitudes!

Ces savants auront au moins l'incontestable mérite d'avoir fait entrevoir toute une série d'états morbides, qui n'avaient point leur place dans le cadre nosologique; on étudie maintenant les affections dépendant *d'un vice de sécrétion*, *de transformation profonde* ou *d'assimilation* de la substance alimentaire. L'impulsion est donnée, elle portera ses fruits bientôt, et la physiologie sera lavée de l'accusation d'impuissance et de stérilité que lui jettent les médecins qui la connaissent peu. Signalons, à la tête du mouvement, M. le professeur Bonnet de Lyon, qui, dans ses belles leçons, a largement introduit les applications physiologiques dans le domaine de la pathologie.

ARTICLE PREMIER.

PHYSIOLOGIE ET PATHOLOGIE DE L'APPAREIL BUCCAL.

Après cet aperçu général des phénomènes digestifs, entrons dans l'étude des détails. La bouche, placée au commencement du tube alimentaire, se présente naturellement la première à notre observation; nous examinerons spécialement les glandes salivaires et le liquide qu'elles sécrètent.

Glandes salivaires.—D'après les recherches de Barrère, de Weber on savait que le liquide, fourni par les glandes parotidiennes, était limpide, clair et coulant comme de l'eau; on en conclut, à tort, que les glandes sous-maxillaires et sub-linguales fournissaient une sécrétion analogue, et la viscosité de la salive mixte fut attribuée aux glandules buccales, qu'on appela glandes mucipares.

On en était là en 1837, époque à laquelle M. Bernard retira le liquide de la glande sous-maxillaire, et vit qu'il avait des propriétés tout à fait différentes de celles qu'on lui attribuait gratuitement. Ainsi la salive de la glande sous-maxillaire est visqueuse, dès qu'elle est un peu refroidie ;

celle de la glande sub-linguale présente, au contraire, immédiatement ce caractère.

Ces trois glandes sont en rapport avec trois fonctions distinctes :

1° *Les parotides* sont annexées à la mastication, avec la puissance de laquelle leur volume est toujours en rapport. Développées par exemple chez les mammifères, elles sont nulles, au contraire, chez les oiseaux qui ne mâchent pas. Leur sécrétion est intimement liée aux mouvements de la mâchoire inférieure, par conséquent intermittente ; plus ces mouvements sont énergiques, plus l'écoulement est abondant ; il diminue avant la fin d'un repas copieux et prolongé.

Exposée à l'air, la salive parotidienne se trouble comme de l'eau de chaux, changement dû au bicarbonate de chaux qui devient alors carbonate.

La mastication est d'autant plus rapide, que la quantité de salive parotidienne versée est plus abondante, comme le prouve l'expérience suivante : un cheval peut manger sa ration en 3 heures 50 minutes. Si on lui coupe les deux conduits parotidiens, il lui faudra 6 heures 50 minutes. Cette différence notable peut donner une idée de l'importance de son rôle, et des troubles qui doivent survenir chez l'homme, dans le cas de fistule du canal de Sténon.

M. Bernard a pu tarir la sécrétion des glandes parotidiennes , en y injectant de l'huile ; mais ce ne fut pas sans avoir de la suppuration ; il sera donc peu prudent d'employer ce moyen dans les cas de fistules salivaires rebelles.

2° *Glandes sous-maxillaires.* — La salive des glandes sous-maxillaires est limpide au sortir du canal de Warthon, mais dès qu'elle s'est refroidie au contact de l'air elle devient filante. Sa sécrétion, d'après les intéressantes recherches de M. Bernard, est en rapport avec la gustation ; si l'on met à nu son conduit et qu'on l'incise, on voit la liqueur couler rapidement, dès qu'on place dans la bouche de l'animal du poivre , du sel ou du vinaigre. Les glandes sous-maxillaires disparaissent partout où disparaît la gustation , chez les oiseaux par exemple.

Sans vouloir rapporter les expériences au moyen desquelles M. Bernard démontre l'indépendance des impressions gustatives , nous dirons seulement qu'il semble actuellement prouvé que les saveurs acides sont surtout perçues par le lingual , qui se distribue à la partie antérieure de la langue , et les sensations amères , par le glosso-pharyngien qui va à la partie postérieure.

Cazalis fit à ce sujet de curieuses expériences. Il coupait le lingual à certains chiens , à d'autres le glosso-pharyngien ; il donnait aux uns de la soupe au vinaigre, aux autres de la soupe à la coloquinte. Ceux à qui on avait coupé le lingual mangeaient la soupe acide sans répugnance: et ceux à qui on avait sectionné le glosso-pharyngien, prenaient sans dégoût la soupe à la coloquinte,

Dans un cas de paralysie nerveuse, la connaissance de ces faits pourra guider pour établir un diagnostic précis.

Les affections du canal de Warthon sont peu nombreuses ; n'ayant point un trajet aussi long et aussi superficiel, il n'est pas exposé à des fistules comme celui de Sténon ; on y rencontre plus fréquemment des calculs, composés surtout de phosphate de chaux et de magnésie. Mais il est une affection qui lui a été spécialement attribuée, nous voulons parler de la grenouillette.

On a prétendu que c'était une dilatation du conduit de Warthon, et non sans quelque raison ; car la tumeur siége non loin de l'ouverture de ce canal, et renferme un liquide filant analogue à la salive ; telle n'est pas cependant l'opinion de M. Bernard. Il pense que la grenouillette n'est point due à une dilatation du conduit de Warthon, produite par un calcul ou une autre cause oblitérante ; alors évidemment il y aurait une vive douleur, une gêne de la parole et de la mastication, ce qui n'existe pas. Plusieurs fois cet habile physiologiste a fait la ligature des conduits de Warthon et les a ainsi oblitérés, mais jamais il n'a eu de grenouillette ni de tumeur analogue ; quand il y avait dilatation, elle se faisait dans toute l'étendue du canal, et les ramifications et les culs-de-sac glandulaires y participaient eux-mêmes.

En examinant, au contraire, une grenouillette avec soin, on peut voir que le conduit de Warthon se trouve à côté de la tumeur, ce n'est donc point lui qui l'a produite ; chez des malades, atteints de grenouillette, M. Follin a pu le sonder aisément.

Voici de quelle façon l'anatomie comparée est venue trancher la question en faveur de l'opinion de M. Bernard : Ayant disséqué un cheval atteint de cette affection, il trouva le canal de Warthon et la glande sous-maxillaire sains ; sur le trajet du canal, se trouvaient de petits culs-de-sac glandulaires, dont un avait eu son conduit oblitéré et s'était énormément dilaté par l'accumulation du liquide qu'il sécrétait habituellement ; ce liquide était filant, visqueux, analogue à celui de la glande.

La grenouillette serait donc formée par la dilatation d'un petit lobule glandulaire, accolé au conduit de Warthon.

3° *Glandes sub-linguales.* — Ces glandes versent par les conduits de Rivinus un liquide primitivement très-visqueux , coulant difficilement ; leur sécrétion est en rapport intime avec la déglutition , et n'a lieu que lorsque la gustation et la mastication sont achevées.

4° *Salive mixte.* — Les recherches, dont nous venons de rapporter une analyse succinte, resteront évidemment toujours dans le domaine de la spéculation pure, car la salive mixte concourt seule à l'insalivation de nos aliments. Son étude étant des plus importantes , nous allons rapidement passer en revue quelques-uns de ses caractères , son action sur les amylacés, et nous terminerons son examen par quelques considérations de physiologie pathologique.

A. — La salive mixte se recueille en crachant ; elle n'était que peu connue au commencement de ce siècle, où les chimistes la croyaient composée seulement de 4 parties d'eau et 1 d'albumine ; tandis que les physiologistes lui faisaient absorber l'oxygène gaz, indispensable, disent-ils, à la digestion , et pour lequel elle devait jouir d'une grande affinité.

Depuis , les recherches de Jacubowitsch , de Ridder, de Colin, Lassaigne, Simon, Lehmann et Bernard ont démontré bien mieux sa constitution, qui sera pour nous l'objet de peu de développement.

La salive mixte, soit à l'état de santé, soit dans les conditions morbides, est fréquemment d'une acidité manifeste ; ce fait est dû, suivant M. Bernard, à une altération des aliments qui, restant à la surface de la bouche, subissent une sorte de fermentation.

Le pain, par exemple, peut fournir de l'acide lactique. Il est probable que les débris épithéliaux de la muqueuse buccale entrent pour quelque chose dans cette réaction ; cette opinion prend du poids, lorsqu'on réfléchit que dans plusieurs affections où les malades sont soumis à une diète sévère, la salive mixte devient tellement acide, que tous les observateurs en ont été frappés. Cette acidité ne peut se rattacher à une sécrétion glandulaire spéciale, et de même que celle qu'on observe constamment dans le gros intestin, elle doit être considérée comme un produit d'altération.

S'il faut en croire les expériences de M. Bernard, la salive acide n'a plus le pouvoir de modifier l'amidon.

B. *Action de la salive sur les amylacés.* — Jusqu'à Prout et Leuchs, la salive n'était qu'un liquide insignifiant, capable, tout au plus, d'humecter les aliments et de favoriser la déglutition ; mais ils découvrent qu'elle jouit de la propriété de transformer l'amidon en dextrine et en glycose, et dès lors le rôle qu'elle joue dans l'acte digestif s'agrandit ; elle commence la transformation d'une des variétés d'aliments les plus communes et les plus répandues ; et cette transformation s'achève dans le tube digestif, au contact du liquide pancréatico-biliaire, M. Mialhe attribue ce pouvoir modificateur à la diastase salivaire ou ptyaline.

M. Bernard a bien cherché à restreindre cette propriété en disant qu'on ne trouve pas de sucre après une nourriture exclusivement féculente dans la cavité stomacale, car le suc gastrique arrête l'action catalytique de la diastase salivaire.

Nous inclinons cependant à nous ranger du côté de M. Mialhe, nous fondant sur les faits suivants : Un dyspeptique, dont nous rapporterons l'observation plus loin, eut un vomissement très-acide deux heures après un repas exclusivement composé de riz ; la fermentation y décela une notable proportion de sucre.

Un de nous insaliva, pendant une ou deux minutes, de l'amidon cuit, et la fermentation alcoolique s'établit rapidement dès que le liquide fut mélangé à de la levure de bière.

La coction des féculents active beaucoup leur digestibilité salivaire ; il en est de même d'une mastication et d'une insalivation complète.

C. — La salive mixte peut subir les altérations

morbides, leur étude est peu avancée, de même que celle de toutes les sécrétions pathologiques ; sait-on en quoi consiste l'altération du suc gastrique dans les maladies où la digestion est suspendue ? et les vices de sécrétion biliaire et pancréatique ? Quel vaste champ de recherches, que celui des modifications que la maladie imprime aux sécrétions digestives !

Nous avons recherché si la salive pathologique possédait encore la propriété de transformer l'amidon cuit ; à cet effet, d'égales quantités d'empois furent placées dans deux verres, l'un contenant de la salive mixte d'individus sains, l'autre de la salive d'un malade atteint de ptyalisme mercuriel ; au bout d'une demi-heure de contact et d'agitation, la teinture d'iode donnait une couleur rose au liquide du premier verre, et dans le second une coloration bleue très-intense ; nous ne nous sommes point encore assuré s'il y avait, dans ce second cas, de la dextrine déjà formée, mais il fut évident que la plus grande quantité d'amidon n'était point transformée.

La salive de l'homme malade est encore profondément changée dans sa constitution intime ; toutes les analyses que nous avons consultées annoncent une augmentation des matériaux solides ; les graisses et les sels s'y rencontrent en proportions plus considérables ; l'acide nitrique, la chaleur, les sels métalliques ainsi que nous l'avons répété plusieurs fois, y déterminent d'abondants précipités dus à l'albumine ; rien de semblable dans la salive normale, qui contient à peine, lorsqu'on l'a filtrée, quelques centièmes de matières organiques.

Il est encore, dans la salive mixte, un autre produit qui semble d'origine morbide, et qui s'y rencontre quelquefois assez abondamment, c'est la sulfo-cyanure de potassium, découvert par Wright, et constaté par Tiedemann et Gmelin, Mitscherlich, Dumas, et nié par Schultz.

C'est à lui que Wright attribue le développement de la rage.

Cette hypothèse semblait confirmée par les expériences de Rack, qui injecta de la salive d'homme dans les veines de quelques chiens; ces animaux succombèrent avec des symptômes d'hydrophobie; mais il avait expérimenté avec de la salive de fumeurs et la mort peut être attribuée à la nicotine. Eberle pensait que la sécrétion de sulfo-cyanure était sous la dépendance d'un état nerveux et que dans la rage on pouvait en développer une grande quantité.

Ce sont des sujets à revoir et qui appellent de nouvelles recherches, leur étude plus approfondie peut servir à élucider quelque point obscur de pathologie; mais qu'on ne se hâte point comme

Wright de lui appliquer les déductions de quelques essais douteux !

De l'examen auquel nous nous sommes livrés nous pouvons tirer les conclusions suivantes :

1° Il est important que l'aliment soit mâché avec soin, d'abord pour être intimement mélangé à la salive et ensuite pour faciliter sa digestion stomachale ; les substances albuminoïdes, elles-mêmes, ont besoin d'une grande division pour être complètement digérées, le blanc d'œuf coagulé par exemple.

2° Si la mastication est, comme nous venons de le démontrer, une fonction indispensable, on ne doit point négliger les dents qui en sont les agents, et si elles viennent à faire défaut il faut les remplacer par des dentiers artificiels ; nous avons vu des dyspeptiques guérir par cette seule précaution.

L'instinct a devancé ces conclusions théoriques ; certaines mères donnent à leurs nourissons des matières amylacées, préalablement mâchées et insalivées ; autant et mieux vaudrait donner aux enfants, dont la dentition est incomplète, des bouillies féculifères, mélangées avec un peu de ptyaline, ou une proportion équivalente d'orge germé, qui possède la même vertu.

Ce conseil trouvera son utilité pratique toutes les fois qu'on aura à traiter des dyspepsies sous la dépendance ou d'une déperdition ou d'une altération de sécrétion salivaire, et elles ne doivent point être rares. Ce serait appliquer à l'appareil buccal les mêmes principes qui ont guidé M. Corvisart dans l'emploi de la pepsine. Ici l'application de la physiologie au traitement du vice fonctionnel nous semble même plus légitime; en effet, la transformation glycosique des féculents est tellement élémentaire que nous possédons une foule de moyens de l'obtenir; elle est produite par l'action de la chaleur, de l'acide sulfurique, de l'orge germé, etc.

Pour trouver l'indication des cas où l'organisme a besoin qu'on lui vienne en aide pour opérer ce changement, il suffirait peut-être d'examiner les selles, de voir si les féculents sont digérés, si l'iode y donne encore la teinte bleue caractéristique; dans un cas semblable, évidemment une substance remplaçant l'action catalytique de la salive ou du suc pancréatique qui font défaut, doit être d'une grande utilité. L'orge germé se présente naturellement à l'esprit. L'expérience parlera, sachons attendre.

Nous terminerons ces considérations en disant que Richerand avait trouvé à la salive une application thérapeutique. Chaque matin avec la sienne il arrosait des ulcères rebelles et en obtenait de bons résultats.

Le bol alimentaire insalivé est soumis à la déglutition, voyons ce qu'il deviendra dans la cavité stomacale.

ARTICLE II.

APPAREIL STOMACAL.

§ I. PHYSIOLOGIE.

Nous n'avons point l'intention de décrire tous les phénomènes qui ont lieu dans l'estomac pour l'accomplissement des fonctions digestives, ni de passer en revue toutes les innombrables questions qui ont été soulevées à ce sujet par la science moderne, notre but est seulement d'esquisser rapidement le tableau des actes les plus importants de l'organe dont nous nous occupons; aussi ne parlerons-nous point, malgré leur intérêt, des recherches de Montégre (*Exp. sur la digest*. Paris, 1814), de Gosse de Genève, et de Spallanzani.

La digestion, il y a peu de temps encore, se passait tout entière dans l'estomac, aujourd'hui cet organe a été dépossédé d'une partie de ses fonctions, et on lui accorde seulement la propriété de digérer les substances albuminoïdes. M. Blondlot, il est vrai, soutient encore contre tous les physiologistes modernes, que le suc gastrique seul mérite le nom de suc digestif, mais il est à craindre qu'il n'ait été poussé à soutenir ces idées exclusives par ses premiers travaux sur le suc gastrique où cette idée était déjà clairement énoncée.

Suc gastrique. — Peu de sujets ont excité à un plus haut degré l'activité des physiologistes et suscité un plus grand nombre de travaux sérieux ; ce fut, il faut le dire, l'idée ingénieuse de M. Blondlot de pratiquer méthodiquement à des chiens des fistules stomacales qui amena les résultats les plus importants ; viennent ensuite les expériences intelligentes de M. Beaumont sur son Canadien (***Experiments and observations***), et les remarquables recherches de M. Bernard, qui pour nous ont le cachet de la plus incontestable authenticité, aussi c'est sur elles que nous nous appuierons de préférence.

D'où vient le suc gastrique ? Quelle est sa composition ? Quelle est son action sur les aliments ingérés ? — Tel est l'ensemble des questions que nous allons résoudre à l'aide des connaissances acquises par la science moderne.

Pendant l'intervalle des repas la muqueuse stomacale est pâle, recouverte d'un léger enduit muqueux, neutre ou faiblement alcalin. Dès qu'un excitant physique est porté à sa surface, il y détermine un afflux considérable de sang, et provoque la sécrétion du suc gastrique ; l'estomac ne discerne nullement la nature du corps qui l'excite.

D'où sort ce suc? — Suivant les uns, il prend naissance dans les glandes en tube de l'estomac ou glandes de Lieberkuhn, découvertes par Galéati.

Suivant M. Bernard, il est le produit de la perspiration des capillaires sanguins, à travers les corpuscules de Gruby; *Adhuc sub judice lis est.*

De quoi est composé le suc gastrique? — Il y a 1° un acide libre; mais quelle est sa nature? Nouvelles et interminables discussions! L'opinion prédominante a été imposée par l'autorité de MM. Bernard et Bareswill, c'est l'acide lactique, suivant eux, qui est la cause de l'acidité constante de ce liquide. 2° De l'eau et des sels insignifiants. 3° Un principe très-actif, la pepsine ou gasterase, annoncée par Pappenheim et Wasmann, étudiée plus spécialement par M. Mialhe.

Quelle est l'action du suc gastrique sur les matières ingérées? — 1° A l'égard des substances minérales, le suc gastrique ne réagit que par son acide; c'est par lui qu'il dissout le fer, etc. M. Mialhe avait pensé que les alcalins empêcheraient cette action dissolvante par leur pouvoir neutralisateur; mais il s'était mépris et avait considéré l'estomac comme un vase inerte. Les alcalis neutralisent sans doute une certaine quantité de suc gastrique, mais l'estomac en sécrète alors plus abondamment, il en résulte donc un avantage réel. La sécrétion est ainsi activée par la légère alcalinité de la salive et le goût agréable des aliments.

Le suc gastrique est sans action sur les principes cristallisés organiques, tels que les alcalis végétaux, strychnine, morphine, etc.

2° Autrefois on croyait que la digestion des viandes se faisait par l'action des parois de l'estomac; Spallanzani le premier en attribua la dissolution au suc gastrique, Berzélius lui reconnut aussi une action dissolvante; cette propriété il la devait, d'après Tiedemann et Gmelin, à l'eau, à l'acide et aux sels; suivant MM. Bouchardat et Sandras, c'est à l'acide chlorhydrique libre. On sait maintenant, grâce aux recherches d'Eberle (1834), de Schwann et surtout de M. Mialhe, que le suc gastrique peut dissoudre les substances albuminoïdes, non seulement à cause de son acide, mais encore à cause de la pepsine ou principe digestif. Cette opinion est partagée par Wasmann et Vogel. L'acide désagrège les viandes et la pepsine les dissout.

Lorsque le suc gastrique a suffisamment agi sur les substances alimentaires, l'*albuminose* est le résultat de leur transformation. C'est l'idée qui a cours en ce moment dans la science, sous le patronage de M. Mialhe, mais nous croyons qu'elle aurait besoin de l'épreuve de la discussion pour être acceptée définitivement; ce mot a été cependant un véritable progrès, en ce sens qu'il implique une idée beaucoup plus nette et précise, que le mot *chyle* qui n'a plus désormais la signification ancienne.

Tous les aliments n'ont point la même digestibilité, et il sera important pour le médecin qui devra régler le régime des convalescents et des valétudinaires de consulter les beaux tableaux de Beaumont, les recherches courageuses de Gosse et de Spallanzani ainsi que les expériences de M. Blondlot. Ces savants ont expérimenté sur la fibrine, l'albumine, la gélatine, le tissu musculaire, le sucre, etc.; ils sont arrivés à une foule de résultats fort curieux que nous ne pouvons rapporter ici, mais qui méritent cependant de ne point tomber dans l'oubli.

On avait localisé dans l'estomac diverses sensations telles que la faim, la soif et la satiété; on sait mieux maintenant à quoi s'en tenir sur elles. Lorsque les matériaux de la dernière digestion ont été assimilés, que leur action nutritive est épuisée, l'organisme en demande de nouveaux, on a faim. La soif, elle, est l'expression d'un besoin général, suite de déperdition aqueuse; une sueur copieuse, une hémorrhagie abondante donnent rapidement de la soif. Qu'on nous permette une comparaison empruntée à l'industrie : dès qu'une machine à vapeur manque d'eau, le mécanicien en est averti par le sifflet d'appel. Eh bien! la faim et la soif sont le cri d'appel de notre machine humaine!

La satiété est sans doute produite par la réplétion des vaisseaux absorbants; on avait voulu en placer le siége dans les pneumo-gastriques, se fondant sur l'expérience suivante : on coupait ces nerfs à un lapin, puis on le faisait manger, au bout de quelques instants l'animal régurgitait; mais ce phénomène tenait tout simplement à ce que l'œsophage étant alors paralysé, les aliments s'accumulaient dans les deux tiers supérieurs et ne pouvaient franchir le tiers inférieur qui était contracturé.

En résumé, sans avoir de l'estomac une aussi haute opinion que M. Blondlot, nous reconnaissons à ce viscère un rôle d'une grande valeur. C'est lui qui triture et mélange les aliments de la façon la plus intime, qui digère les viandes, qui prépare la digestion des corps gras, en dissolvant leur enveloppe albuminoïde, *liquor diluens*, *vis conterens*, *vas coercens*.

De même que la salive, le suc gastrique a été employé au pansement des plaies de mauvaise nature; ces expériences ont eu, dit-on, plein succès à Genève et en Italie.

Dans certaines circonstances, l'estomac tourne contre lui-même sa force dissolvante. Un mot sur ce singulier phénomène.

Perforations spontanées de l'estomac. — La science en possède plusieurs cas incontestables survenus chez des individus morts brusquement en pleine digestion. Les premières observations en ont été citées par Hunter et Allan Burns (*On the di-*

gestion of the stomach after Death), elles furent appuyées par un mémoire de Carswell (1830), par les recherches d'Imlach, de Zeller et de Lefèvre (*Arch. gén. de méd.* liv. III, tom. XIV). Tous ces observateurs attribuent d'un commun accord cette lésion cadavérique à la digestion des parois stomacales par le suc gastrique ; mais alors se présente une objection ; pourquoi le même phénomène n'a-t-il pas lieu sur le vivant ? La physiologie expérimentale moderne est en mesure de résoudre cette difficulté. C'est l'épithélium de la muqueuse qui s'oppose à l'action dissolvante du suc gastrique, et c'est grâce à une incessante sécrétion que les parois sont préservées. Ce n'est pas la vie comme on l'avait cru, ou l'influence nerveuse, comme le pensait Jœger, c'est le renouvellement de l'épithélium qui protége l'estomac ; voici deux ingénieuses expériences dues à M. Bernard, qui établissent cette proposition sur une base solide. M. Bernard introduit dans l'estomac d'un chien, à qui il a pratiqué une fistule, les pattes postérieures d'une grenouille vivante ; au bout de quelque temps leur dissolution s'opère, gagne de proche en proche et attaque déjà le tronc, que la grenouille est encore pleine de vie. Une anguille placée dans les mêmes conditions, peut au contraire vivre longtemps sans que son épaisse enveloppe épidermique soit attaquée.

Les ramollissements gélatiniformes de l'estomac

observés par MM. Louis et Cruveilher, ne sont probablement que le résultat de l'action cadavérique du suc gastrique.

Nous pourrions bien soulever ici une question, qui n'est pas encore susceptible d'être résolue à l'heure qu'il est : c'est celle de savoir comment se comporte le suc gastrique de l'homme vivant ou de l'animal vis à vis des ulcérations traumatiques produites par un agent physique ou chimique, des ulcères cancéreux, des éruptions pustuleuses qui se développent quelquefois dans l'estomac ; de plus lorsque des maladies fébriles ou autres tarissent la sécrétion du suc digestif, ne pourrait-on pas voir dans ce fait une prévision prudente de la nature médicatrice ? Si dans certaines affections l'épithélium ne peut se renouveller, on comprend les accidents qui résulteraient de la sécrétion d'une liqueur dissolvante. Mais nous avons hâte de dire que toutes ces questions appellent une série de nouvelles recherches.

C'est encore, grâce à leur épithélium que les parois de l'estomac sont réfractaires à l'absorption de plusieurs substances ; ainsi la vipère n'est pas incommodée par son virus qu'elle ingère en même temps que ses aliments ; le curare introduit dans l'estomac d'un pigeon ne cause aucun accident, et si cependant on le reprend au bout de quelques heures de séjour dans la cavité gastrique, et qu'on l'inocule sous la peau, il détermine une mort rapide.

§ II. PATHOLOGIE DE L'ESTOMAC.

C'est justice à rendre aux physiologistes de notre époque, que de leur reconnaître le mérite d'avoir porté l'ordre et la clarté dans la difficile question de la digestion stomacale. Si quelques problèmes n'ont point encore été résolus, si quelques points obscurs sont encore en litige, la masse des faits bien constatés est assez imposante pour permettre du moins d'asseoir une théorie sur des bases solides et non plus comme autrefois sur des opinions complètement hypothétiques.

Qu'ont fait au contraire les pathologistes pendant que la physiologie progressait? Ont-ils transporté, sur le terrain de leurs études, les découvertes qui se faisaient ailleurs? Ont-ils tenté d'en faire de nouvelles? Hélas, ils sont encore loin du but, leurs timides essais sont encore presque tous restés stériles et infructueux; la plupart se plaignent des physiologistes qui n'entendent rien à la médecine, accusent les chimistes de vouloir envahir leur domaine, rejettent tout ce qui ne découle point de la tradition ou de l'observation pure, et se complaisent dans une impuissante inactivité.

Un malade ne digère point, qu'a-t-il? Les mots ne manqueront point sans doute pour caractériser son affection! Mais quel est le trouble fonctionnel? Quelle est la cause, quel doit être le traitement de la maladie? Ici la plus déplorable divergence sépare les praticiens! Vérité dans une salle de malades, erreur dans une autre!

Pour nous, le mot qui caractérise le mieux ces états morbides, qui a le plus de sens médical, l'acception physiologique la plus large, c'est le mot ***dyspepsie***. Nous l'adoptons, à l'exemple de M. Bonnet, notre maître, aux savantes leçons duquel nous avons puisé les meilleurs idées de notre Mémoire à ce sujet.

Nous trouverons des dyspepsies de l'estomac, des dyspepsies intestinales, des dyspepsies où le tube digestif entier éprouvera des troubles fonctionnels, où toutes les sécrétions, jusqu'à celle de la salive, auront subi une altération.

L'ordre que nous suivrons aura souvent l'inconvénient de trop individualiser les actes physiologiques et les espèces morbides, mais il aura du moins l'avantage de nous permettre de mieux mettre en relief le côté de la scène pathologique où se concentrera notre attention.

Nous allons exclusivement nous occuper dans cet article de ces troubles si fréquents de l'estomac, connus sous les noms divers de gastrose, gastrite, gastralgie, etc. ; nous laissons de côté les affections organiques qui ne rentrent point dans le cadre de nos considérations.

Nous aurons donc à étudier 1° la dyspepsie par surcharge alimentaire ou indigestion ; 2° la dyspepsie par vice de sécrétion, ou dyspepsie acide ; 3° la dyspepsie par absence de sécrétion du suc gastrique.

1° *L'état morbide le plus simple est celui où il y a défaut de relation entre la quantité de l'aliment ingéré et la sécrétion du suc gastrique.* C'est l'*indigestion* ou *dyspepsie par surcharge alimentaire.*

Dans ce cas, l'indication à remplir est d'activer la sécrétion normale par des excitants, tels que le café, les aromatiques, les alcooliques, etc., de la favoriser par des frictions chaudes et par tous les moyens qui, répandus dans la pratique vulgaire, n'en sont pas moins physiologiques.

Si vos efforts ont été impuissants, la nature appelle alors à son aide une fonction supplémentaire, le *vomissement*, que nous allons examiner, au double point de vue de son mécanisme et des modifications imprimées aux aliments rejetés.

C'est à Magendie qu'appartient le mérite d'avoir le premier déterminé le rôle des parois abdominales dans l'acte du vomissement. On connaît cette belle expérience, dans laquelle l'estomac d'un chien, ayant été remplacé par une vessie de cochon pleine d'aliments, le vomissement eut lieu après qu'on eut injecté du tartre stibié dans les veines et réuni les bords de la plaie. Mais l'estomac n'est point sans action, et M. Bérard, dans son magnifique ouvrage de physiologie, a parfaitement établi une distinction nécessaire. Deux choses se passent, l'estomac assemble les aliments vers le cardia, ce mouvement appelle la coopération du diaphragme et des muscles abdominaux qui entrent bientôt en contraction énergique et chassent brusquement le contenu de l'organe.

Les expériences modernes ont également prouvé qu'une influence nerveuse était nécessaire pour qu'il y eût vomissement; il ne se produit point après la résection des pneumo-gastriques; c'est en agissant sur le grand sympathique que l'opium le suspend; l'excitation est portée aux centres nerveux par le pneumo-gastrique et revient par le grand sympathique. Une excitation nerveuse trop vive détermine le vomissement et souvent le reflux de la bile, pour la production duquel une influence morbide semble indispensable.

Telle est en quelques lignes la physiologie du vomissement, si l'on peut parler ainsi au sujet d'un acte morbide; nous sommes loin de posséder des connaissances aussi positives sur les modifications des matières vomies, et des sucs digestifs mêlés avec elles. Cette étude encore négligée exigera de nombreux travaux avant qu'il soit possible d'en tirer des déductions utiles.

Nous plaçons ici l'analyse d'un vomissement, exécutée par l'un de nous; quoique le malade dont nous allons d'abord rapporter l'observation fût affecté d'une dyspepsie par vice de sécrétion, nous croyons préférable d'en parler de suite à l'occasion des recherches qu'on peut faire sur les matières vomies.

Observation. — B. Eder, âgé de 43 ans, accordeur de pianos, eut un rhumatisme du genou droit, il y a dix ans; la douleur et la fluxion disparurent au bout de quinze jours, et depuis lors il fut sujet à des épreintes épigastriques, revenant de préférence deux heures après le repas; les digestions devinrent lentes et pénibles, l'embonpoint fit place à la maigreur.

Pendant quelques années tous ces symptômes présentèrent de l'irrégularité, de telle sorte qu'on donna à l'affection le nom de gastralgie. Mais, il y a deux ans, des vomissements noirâtres survinrent brusquement et à diverses reprises; on crut alors à une affection organique du pylore.

Depuis cette époque la santé alla toujours en déclinant et le malade entra à l'Hôtel-Dieu, salle Saint-

Bruno, dans l'état suivant : l'émaciation est extrême; la peau est pâle, sans teinte jaune paille; la palpation la plus attentive ne permet de découvrir aucune tumeur anormale dans la cavité abdominale; l'appétit est bizarre, irrégulier, tantôt nul, tantôt insatiable. Des vomissements surviennent fréquemment quelques heures après le repas; ils sont habituellement incolores, ne présentant pas de matières alimentaires; ils ont un goût et une réaction acides très-prononcés.

Véritable lienterie, on reconnaît dans les selles diarrhéiques des légumes non digérés, tels que des carottes, des oignons, et cependant le malade n'a pas remarqué que certaines matières fussent d'une digestion plus difficile que d'autres, il aime beaucoup les matières grasses.

L'état général est misérable, le malade ne peut se tenir debout; comme diagnostic, nous lisons sur la feuille d'observation, consomption essentielle.

Pendant les quatre mois que dura son séjour à l'Hôtel-Dieu, diverses médications furent employées: le sous-nitrate de bismuth associé à la magnésie, l'eau de Vichy, le vin de Bordeaux; on joignit à ces remèdes une nourriture tonique, des viandes rôties, etc. Sous l'influence de tous ces moyens, les forces revinrent un peu, les vomissements furent moins fréquents, l'émaciation fut moindre, en un mot il y eut une amélioration manifeste. Aujourd'hui, sept mois après sa sortie de l'hôpital, Eder a repris de l'embonpoint et des forces, il digère fort bien et semble jouir de la plénitude de la santé.

Analyse d'un vomissement. — Le 9 décembre, un vomissement abondant eut lieu, c'est celui que j'ai analysé. Il se fit deux heures après un repas composé exclusivement de riz cuit à l'eau. Le malade affirme n'avoir pas bu depuis son repas.

Il a vomi un liquide incolore dans lequel nagent çà et là quelques matières muqueuses. Ce liquide se filtre très-facilement, il est alors aussi limpide que de l'eau distillée; il rougit fortement la teinture de tournesol, possède une odeur spéciale, ayant de l'analogie avec celle de l'acide butyrique affaibli.

On peut le considérer comme une hypersécrétion du suc gastrique altéré et mélangé avec des aliments transformés.

Au bout de deux jours la liqueur, d'abord limpide, est devenue légèrement opaline, et une nouvelle filtration ne peut lui rendre sa transparence première; pendant dix jours que j'en ai conservé, je n'ai aperçu aucune autre modification dans sa constitution.

Mon but en faisant cette analyse a été de rechercher quelles étaient 1° les transformations subies par l'aliment, et 2° les altérations de la sécrétion stomacale.

1°. Étude de la transformation de l'aliment. Rappelons que le malade avait mangé beaucoup de riz.

A. La teinture d'iode dans le liquide non filtré

donne une coloration bleue. Il y avait donc de l'amidon non transformé.

B. Après filtration la teinture d'iode produit une coloration violacée; ce fait démontre la présence de la dextrine. On sait que l'amidon ne passe pas à la filtration.

C. Enfin je parvins à démontrer la présence du sucre de fécule, mais non sans difficulté. Notre liquide réduit abondamment le réactif cupro-potassique, mais la dextrine du laboratoire de l'École de médecine le réduit également, et cependant elle ne contient pas de sucre, ainsi que je m'en suis assuré en la mélangeant avec de la levure de bière.

Je plaçai alors le liquide vomi directement en contact avec de la levure, pas trace de fermentation. Et cependant ce caractère négatif ne prouvait point l'absence du glycose, car un gramme de sucre de diabète, délayé avec ce suc gastrique altéré, ne fermenta point; l'acidité y mit obstacle.

Il me suffit de neutraliser exactement une liqueur par quelques gouttes d'une dissolution de soude caustique pour obtenir du gaz acide carbonique, complètement absorbable par la potasse.

J'incline à penser que ce sucre provenait de l'amidon transformé; cette opinion, je l'appuie d'abord sur sa notable proportion, dépassant de beaucoup celle que pouvaient contenir les petites traces de riz vomies avec le liquide; et ensuite sur les renseignements, affirmant que le malade n'avait point absorbé de liqueur sucrée depuis plusieurs heures.

Si, dans certaines expériences, du sucre ne put être décelé après une nourriture amylacée, c'est peut-être parce que l'acidité empêchait la fermentation de s'établir.

Je ferai remarquer à cette occasion combien était grande l'erreur des anciens physiologistes, qui considéraient la digestion comme une fermentation; on voit, dans le cas présent, la fermentation alcoolique être empêchée par le liquide d'un vomissement qui n'a point sans doute des propriétés aussi anti-fermentescibles que le suc gastrique lui-même.

2° Après l'examen des substances venues du dehors, recherchons quels étaient les matériaux formant ce suc gastrique altéré.

100 grammes renferment :

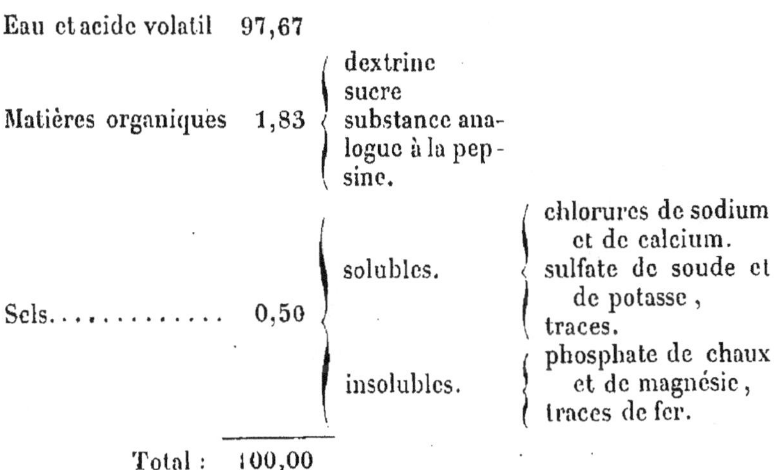

Eau et acide volatil	97,67		
Matières organiques	1,83	dextrine sucre substance analogue à la pepsine.	
Sels.............	0,50	solubles.	chlorures de sodium et de calcium. sulfate de soude et de potasse, traces.
		insolubles.	phosphate de chaux et de magnésie, traces de fer.
Total :	100,00		

Les sels solubles ne contenaient point d'acide phosphorique, on ne peut donc attribuer à ce corps l'acidité dans ce cas particulier.

Parmi les matières organiques, nous en avons cité une analogue à la pepsine; elle donnait par l'alcool froid et concentré un volumineux précipité floconneux, se redissolvant dès qu'on élevait la température du liquide d'où il avait été précipité, ou dès qu'on le mélangeait avec de l'eau.

Ni l'ébullition, ni l'acide nitrique ne dénotaient la présence de l'albumine.

Enfin, pour terminer cette analyse étudions les propriétés de l'*acide*.

Une portion de la liqueur est lentement distillée au bain-marie; les vapeurs condensées forment un liquide limpide, manifestement plus odorant que le résidu de la cornue; il est très acide. On est donc autorisé à admettre un acide volatil spécial doué d'une odeur caractéristique.

Il ne donne pas de précipité par le nitrate d'argent, ce n'est donc point de l'acide chlorhydrique.

Je neutralise exactement cet acide par l'eau de chaux, il ne se forme ni précipité, ni cristaux; rien par le sulfate de cuivre; il est donc probable que ce n'est point de l'acide lactique; du reste, l'acide lactique distille à une température élevée et ici la température a toujours été inférieure au point d'ébullition de l'eau.

Si l'on admet que tous les acides organiques sont découverts, peut-être lui trouvera-t-on un rapport avec l'acide butyrique; mais cet acide précipite les sels de cuivre, nous n'avons ici rien de semblable. Si j'osais conclure de l'examen d'un liquide pathologique au suc gastrique normal, je serais tenté d'expliquer les nombreuses divergences au sujet de la nature de son acide, par la tendance constante des chimistes à le rapprocher d'un acide déjà connu, au lieu de chercher en lui les caractères d'un élément spécial.

Le suc gastrique le plus concentré ne décompose les carbonates, d'après M. Dumas, qu'après un long espace de temps; notre acide n'avait sur eux aucune action immédiate. Il y a donc plus d'un point d'analogie entre la sécrétion d'un estomac sain et celle d'un homme malade; nous avons eu soin de noter cependant d'importante différence.

De cette analyse, je crois pouvoir conclure :

1° Qu'il y avait vice de sécrétion dans l'estomac de notre malade;

2° Cet état était caractérisé par l'abondance du liquide vomi et par une proportion de matières organiques, plus grande que dans le suc gastrique normal;

3° Les aliments avaient subi les modifications que la salive imprime aux amylacés;

4° On peut retrouver du glycose dans l'estomac après une nourriture amylacée ;

5° L'acidité d'un suc gastrique altéré s'oppose à la fermentation alcoolique.

Etudions maintenant plus spécialement la dyspepsie par vice sécrétoire, dont nous venons de citer un exemple.

2° *Dyspepsie acide.* — Dès que l'estomac est malade, on voit se dérouler une série de phénomènes pathologiques qui ne ressemblent en rien à la digestion normale telle que nous l'avons décrite. Au lieu de ce suc gastrique, limpide, franchement acide, nous voyons sourdre un mucus grisâtre, spumeux, à réaction douteuse, capable tout au plus de ramollir la viande; cette observation est due à Beaumont, M. Bernard et nous-mêmes avons pu la répéter sur des chiens malades porteurs de fistules gastriques. Sans doute cette sécrétion rentre dans l'ordre des sécrétions pathologiques communes et doit renfermer souvent de l'albumine; la fonction commune a remplacé la fonction spéciale. Il suffit pour causer ces troubles d'un état morbide général tel que la fièvre; un malaise, une impression pénible et de longue durée donnent lieu aux mêmes phénomènes. Si l'aliment survient alors dans la cavité stomacale, il ne trouve plus le dissolvant préparé par les soins de la nature, mais au contraire, le milieu le plus propice pour entrer en fermentation. Là, en effet, se rencontrent une chaleur de 37 degrés, de l'humidité, un ferment constitué par les substances albumineuses, rien ne manque donc à sa production. Mais comme le liquide est plutôt acide qu'alcalin, c'est une transformation acide qui se fera; les alcooliques deviendront acide acétique; les amylacés acide lactique, les corps gras, modifiés vraisemblablement par un reflux du suc pancréatique, donnent de l'acide butyrique, tout tourne à l'aigre suivant l'expression vulgaire. Elle est juste. Ces changements se font dans l'estomac, ils pourraient s'exécuter de même dans un vase inerte, avec des conditions analogues. De là ces rapports nidoreux, ces aigreurs, ces régurgitations acides, preuve certaine que l'aliment n'est point digéré et n'a point subi la modification normale.

Cette dyspepsie acide avait déjà été étudiée par Joseph Franck; les personnes qui en sont affectées ne peuvent prendre sans fatigue du vinaigre ou des vins acides; le lait lui-même s'aigrit et leur cause des pesanteurs épigastriques; elles sont au contraire soulagées par les viandes faisandées, les fromages où la putréfaction est avancée; les eaux alcalines leur conviennent donc spécialement ainsi que la magnésie calcinée.

Ces faits pratiques ont précédé la théorie qui

maintenant se trouve en position de se les approprier et d'en donner l'explication.

3° *Dyspepsie par absence de sécrétion du suc gastrique.* — Il nous serait difficile d'indiquer d'une manière précise à quels signes on reconnaîtra cette suspension fonctionnelle de l'organe stomacal ; toutefois, si les aliments ne sont pas digérés et qu'un trouble notable ne vienne pas signaler une lésion bien caractérisée, si la malade maigrit, si dans les selles on retrouve des viandes non dissoutes, on pourra avec quelque raison songer à cette affection, qui se caractérise encore par la fétidité des déjecttons, le dégagement d'acide sulfhydrique abondant, la diarrhée, etc., tout prouve que la fermentation putride s'est établie et que le suc gastrique conservateur fait défaut.

Trois ordres de moyens se sont présentés à l'esprit ingénieux des médecins pour lutter contre cette affection, mais la sanction du temps n'est point encore venue confirmer des succès annoncés trop hâtivement par leurs inventeurs.

Aussi on a conseillé d'abord tout ce qui pouvait exciter la muqueuse gastrique et en favoriser la sécrétion ; c'est assurément le point le plus physiologique auquel on pouvait se placer ; parmi ces moyens viennent se ranger les substances sapides et d'un goût agréable, les condiments, les alcooliques, les amers et les aromatiques. On obtient quelquefois les résultats les plus heureux en substituant aux émollients, au bouillon de poulet, etc., dont l'emploi trop prolongé a de graves inconvénients, la viande qui est l'excitant le plus naturel du suc gastrique.

En second lieu, on a conseillé le repos du viscère malade. Cet ordre de moyens est évidemment en opposition avec le précédent qui comporte l'exercice de l'organe dans de certaines limites ; l'embarras du praticien est souvent grand pour établir un choix entre deux méthodes contraires, et c'est le sens pratique qui sera le seul fil d'Ariane capable d'indiquer la bonne voie dans ce dédale.

Si l'on ne peut réaliser le repos complet de l'estomac, le praticien peut du moins lui venir en aide en lui épargnant le travail des fonctions supplémentaires, si pénibles quelquefois. Ainsi, en donnant des aliments chauds, peu abondants, bien divisés, aussi uniformes que possible, on favorise la calorification, on évite la distension du viscère, on facilite le broiement de la substance alimentaire, sans que l'estomac ait à supporter un surcroit d'activité, dont sa faiblesse le rend incapable.

Mais ce n'est là qu'un repos relatif ; on a voulu aller plus loin et on s'est dit : puisque l'estomac est malade supprimons ses fonctions, ne donnons que les aliments qui se digèrent dans l'intestin, les féculents et les graisses. Ces vues semblent justes au premier abord, malheureusement la pratique est en désaccord complet avec la théorie. Pour les graisses, il est très-bien prouvé qu'elles sont toujours mal supportées dans les affections des voies digestives; quant aux amylacés, ils trouvent spécialement leur emploi dans les maladies intestinales, les diarrhées, par exemple, et les substances azotées conviennent mieux dans celles de l'estomac. Après avoir suffisamment témoigné notre admiration pour les découvertes physiologiques modernes, nous pouvons dire maintenant qu'on a peut-être trop anatomisé les actes digestifs; plus tard, on sera sans doute obligé de revenir sur ses pas, de ne plus admettre que la viande peut seulement se digérer dans l'estomac, la graisse au contact du suc pancréatique, les amylacés par la salive ou le fluide pancréatico-hépatique. Nous avons fait tous nos efforts pour attribuer à ces trois sortes de fluides des propriétés bien distinctes, et voilà que MM. Bernard et Bareswil disent que le suc gastrique agit sur l'amidon quand on l'alcalinise, et qu'alors il est sans action sur les viandes; que la salive acidifiée ne transforme plus l'amidon, etc. Le suc gastrique ne serait guère autre chose qu'une salive acide.

Si les deux ordres de moyens dont nous venons de parler sont impuissants pour ramener la santé et l'exercice fonctionnel, on peut tenter l'emploi d'un suc gastrique artificiel, méthode audacieuse et qui a fait assez de bruit dans ces derniers temps pour que nous devions nous en occuper d'une façon spéciale; elle est due à M. Corvisart et lui a valu des palmes académiques.

Recherches de M. Lucien Corvisart.

Esprit intelligent et original, M. Corvisart s'est efforcé d'appliquer à la pathologie et à la thérapeutique de l'estomac les découvertes physiologiques restées dans le champ de la spéculation. A-t-il réussi aussi complètement qu'il l'annonce, ou a-t-il été séduit par de trompeuses illusions? C'est une question qui ne tardera pas à être jugée au tribunal sans appel des praticiens. Pour nous, nous croyons avec beaucoup d'hommes sérieux, que nous avons entendus s'exprimer librement sur ces travaux, que M. Corvisart s'est trop hâté de conclure et qu'il a été guidé par des vues peu physiologiques.

Suivant lui, l'*aliment* est une substance brute, sans vertu nutritive, la digestion lui donne une aptitude vitale en vertu de laquelle il peut désormais concourir à l'entretien de la vie.

Un *nutriment* est un aliment qui a acquis cette aptitude vitale et qui est doué de forces assimilatrices dès qu'il est absorbé.

Telles sont les bases sur lesquelles repose tout

l'édifice doctrinal de cet auteur. Ces idées ont été principalement développées dans un mémoire récemment publié sous le titre de ***Dyspepsie et consomption***.

Passons en revue ces recherches, et nous verrons ensuite quelle confiance il faut leur accorder.

Nutriment. — Le nutriment peut nourrir même celui qui ne digère pas!! L'albumine est un nutriment mais pas le seul.

Parmi les nutriments, il y en a qui sont destinés à la combustion, et alors ils sont 1° produits de la digestion, 2° produits de l'art, 3° naturels.

Quant aux aliments de composition ou azotés, ils sont destinés à former tout ce qui vit en nous.

Examinons avec M. Corvisart comment on peut obtenir des nutriments sans passer par la digestion.

C'est dans un autre mémoire adressé à l'Académie des sciences en 1852 que l'auteur, après une étude attentive de la composition de l'œuf, est arrivé à tirer les conclusions suivantes :

A. Il y a dans l'œuf une substance analogue au produit de la digestion de l'albumine dans l'estomac. C'est elle qui nourrit probablement l'embryon.

B. C'est l'albumine qui donne naissance à cette substance appelée albuminose par M. Mialhe; M. Corvisart propose de l'appeler *exalbumine*, en attendant mieux.

C. L'albumine, sous l'influence du suc gastrique, ne peut produire qu'une quantité limitée d'exalbumine; les portions qui n'ont point été transformées passent dans les fèces.

D. Pour retirer l'exalbumine de l'albumine du blanc d'œuf, il faut une grande quantité d'eau; de là le besoin de boire fréquemment en mangeant un œuf.

E. Un gramme de cette matière équivaudrait à un œuf. On pourrait donc nourrir les malades en leur donnant une petite quantité de substances alimentaires et sans fatigue pour leur estomac débilité.

Voilà où en était M. Corvisart en 1852, mais poursuivant ses travaux, il oublia peu à peu que l'exalbumine existant naturellement dans l'œuf, en avait été le point de départ, et en cela nous sommes loin de le blâmer; il nia même les résultats de ses premiers essais et obtint un nouveau nutriment en faisant bouillir de l'albumine pendant trente heures. Dès lors le nutriment pour lui est une substance qui injectée dans les veines ne passe pas dans les urines; l'albumine caséiforme est dans ce cas.

De la fibrine bouillie longtemps donne aussi un nutriment.

Un seul nutriment ne peut suffire à l'entretien de la vie; un seul aliment ne produit qu'un seul nutriment, donc un homme bien portant doit avoir une nourriture variée.

Cette distinction de l'aliment et du nutriment due à M. Corvisart, est neuve et ingénieuse ; ce mot a un sens plus large que l'albuminose de M. Mialhe, et mérite de subsister, si les expériences qui l'étayent résistent à la critique. Mais nous ne pensons pas que la théorie de M. Corvisart trouve justice devant les physiologistes, jamais l'administration d'un nutriment ne saurait dispenser l'estomac de ses fonctions, sans l'exercice desquelles la digestion n'est pas possible.

Ce n'est point tout, le suc gastrique des animaux a aussi été employé pour les estomacs dyspeptiques ; et nous allons voir de quelle façon on peut en formuler les indications.

Lorsque la sécrétion du suc gastrique est tarie, dit M. Corvisart, on doit administrer du suc gastrique en nature, retiré directement de l'estomac de jeunes veaux, ou bien si ce mode répugne par trop aux malades, on l'emploie desséché ; enfin on a encore recours dans certains cas à des aliments préalablement digérés, desséchés ou non. Ainsi, l'ensemble de la méthode proposée pour l'alimentation des malades se compose : *A* du suc gastrique en nature, *B id.* desséché, *C* des prises nutrimentives et des pastilles alimentaires.

M. Corvisart l'applique :

1° Dans les sensations pénibles éprouvées à la région épigastrique lorsque la digestion ne se fait pas ;

2° Dans les vomissements neutres ou alcalins ;

3° Dans la diarrhée qui succède à la non digestion des aliments ;

4° Pour l'anorexie, l'indigestion. Certaines chloroses dyspeptiques. La fièvre typhoïde;

5° Larrey avait déjà conseillé cette méthode, dans le cas d'anus contre nature, et M. Corvisart a bien soin d'ajouter qu'elle ne peut réussir si le malade n'a conservé ses forces assimilatrices. Mais cette restriction, faite par l'auteur, d'une manière incidente, ne domine-t-elle pas toute la question? Comment reconnaître, en effet, si c'est la sécrétion du suc gastrique qui fait défaut, ou l'assimilation qui languit.

Pour corriger tout ce qu'avait d'absolu une semblable doctrine, M. Corvisart conclut de la sorte : si deux ou trois prises ne suffisent pas, c'est que l'affection ne tient point à un vice de sécrétion. Ainsi, la pierre de touche c'est l'emploi du remède, suivant cet adage médical : ***Naturam morborum ostendunt curationes.***

Ces prises ne doivent pas être administrées à la légère et sans précaution, leur usage exclut toute espèce de médicaments.

Lorsque le malade commence à digérer on ajoute aux nutriments des aliments de facile digestion, tels que ***sauces***, ***gelées***, etc.

Essayé sur une étroite échelle, ce système de traitement semble avoir eu quelques succès, c'est du moins ce que l'auteur s'efforce de démontrer, en citant un certain nombre d'observations; malheureusement pour lui il a été taxé d'*antiphysiologique* par des hommes dont la voix fait autorité, et la plupart des praticiens ne l'ont accueilli qu'avec incrédulité. Nous savons de bonne part cependant que M. Chomel, ému peut-être par ces publications qui annonçaient des résultats merveilleux, administra à une jeune malade des estomacs et des pancréas de pigeons, lui supposant un vice de sécrétion de ces deux organes; mais nous savons aussi que cette médication n'eut aucun succès et que la jeune fille mourut sans soulagement.

Certes, nous ne contesterons point à M. Corvisart tous les cas de succès dont il se prévaut, mais nous pensons avec M. Beau que leur explication est encore à donner; l'estomac dyspeptique est tellement bizarre, qu'il est fort possible que, modifié par les prises de suc gastrique, il arrive alors à sécréter comme à l'état normal; mais vouloir annihiler les fonctions de ce viscère, vouloir lui fournir des nutriments tout prêts, nous semble une singulière prétention! Jamais la physiologie, ni la pathologie n'ont fourni de tels enseignements! C'est le suc gastrique de l'individu lui-même qui est indispensable à l'accomplissement d'une bonne digestion, et si la sécrétion en est tarie ou altérée, on donnera en vain des aliments digérés d'avance ou des sucs gastriques étrangers.

ARTICLE III.

PHYSIOLOGIE DU FOIE.

§ I. DES DÉCOUVERTES MODERNES.

L'histoire de la science est féconde en révolutions ; que de théories tour à tour ruinées et renaissantes. Combien n'a-t-on pas vu souvent les découvertes modernes réhabiliter tout à coup des opinions anciennes que nos prédécesseurs croyaient pour jamais vouées à un oubli profond.

Cette vérité semble surtout s'appliquer aux phases diverses par lesquelles a passé successivement l'ensemble de nos connaissances sur les fonctions hépatiques.

Depuis les travaux de l'illustre physiologiste français, nous possédons enfin des données à peu près certaines sur ce point important. Mais, après tout, nous voilà de nouveau revenu à la vieille théorie de Galien, à cette grande différence seulement que ce qui n'était pour le médecin de Pergame qu'une prévision de l'esprit, est désormais une vérité expérimentale, et si de nouveaux Bartholin (1) voulaient tenter de ressusciter les funérailles du foie, ce ne serait plus du moins avec de l'esprit seulement qu'ils pourraient fausser l'opinion de toute une génération médicale.

C'est à Magendie que revient l'honneur d'avoir le premier provoqué cette réaction en faveur des anciennes idées de Galien. Il démontra, comme on sait, que les liquides absorbés par les veines de l'estomac et de l'intestin pénétraient de suite dans

(1) Voici cette épitaphe, telle qu'elle est dans l'opuscule de Bartholin :

Siste. Viator.
Clauditur. Hoc. Tumulo. qui. tumulavit.
Plurimos.
Princeps. Corporis. tui. Cocus. et.
Arbiter.
Hepar. notum. seculis.
sed.
Ignotum. naturæ.
quod
Hominis. Majestatem. et. dignitatis.
fama. firmavit.
Opinione. conservavit.
Tamdiu. coxit.
Donec. cum. cruento. imperio. seipsum.
Decoxerit.
Abi. sine. Jecore. Viator.
Bilemque. hepati. concede.
ut. sine. bile. bene.
tibi. coquas. illi. præceris.

le système veineux, charriés de là dans la veine porte, puis dans le foie. Ce premier pas était déjà immense; mais, comme si la réaction ne devait s'opérer que peu à peu, il ne va pas, comme Galien, jusqu'à reconnaitre qu'en passant par l'organe hépatique, ces matériaux absorbés *s'assimilaient* au sang. Magendie ne voit encore qu'une action mécanique. Le foie traversé pour ainsi dire comme un filtre mêle plus intimement les matières alimentaires qui y sont apportées. Rien de plus.

Tiédemann et Gmelin (1) se contentent plus tard d'affirmer que ce viscère exerce sur les aliments un changement qui les rapproche de la composition du sang; mais rien encore de positif, de certain; il faut pour cela arriver aux belles découvertes de M. Bernard. C'est depuis lui qu'il fut démontré que le foie était réellement un organe important de *sanguification*, un véritable organe d'hématose *alimentaire*.

Un rapide coup d'œil nous mettra à même d'envisager le pas immense sous ce rapport de la physiologie de notre temps.

On le sait maintenant. 1° Sauf *la plus grande partie* des matériaux graisseux qui passent par les voies chylifères, toutes les autres substances absor-

(1) *Recherches sur la route que prennent diverses substances pour passer de l'estomac et de l'intestin dans le sang*. Paris, 1821.

bables de l'intestin pénètrent dans les radicules de la veine porte, et sont conduites au foie. Ce viscère sécrète d'une part la bile; de plus, il injecte continuellement dans les veines sus-hépatiques une matière sucrée abondante, qui se trouve entraînée bientôt dans le grand courant de la veine cave;

2° M. Bernard a de plus expliqué le mécanisme même de ces réactions vivantes. En constatant, d'une part, que le sang qui arrive au foie contient une grande quantité de produits azotés, que celui, au contraire, des veines sus-hépatiques est très-riche en substances sucrées et presque dépourvu en ce point de matériaux albumineux ou azotés, n'était-il pas logique d'en conclure que ces matériaux azotés du sang *porto-splénique* se dédoublaient dans ce viscère? Les uns d'une part vont constituer la bile, les autres forment le sucre. Ce dernier, sans traces d'azote; la bile, au contraire, en renfermant une grande quantité.

Nous ne pouvons nous étendre ici sur les preuves importantes que M. Bernard a si bien fait valoir pour démontrer la vérité de ses assertions. On sait qu'il s'appuie surtout sur les deux expériences suivantes:

1° L'examen du sang avant et après son entrée dans le foie;

2° La suppression au bout de quelques heures de la sécrétion sucrée hépatique, après la section *convenablement* opérée du pneumo-gastrique.

Pour nous qui avons pu suivre de près ces diverses expérimentations, le doute n'est pas permis.

Un théoriste distingué de l'époque, surtout *écrivain expérimcnté*, a essayé néanmoins de se poser en contradicteur. Il n'entre pas dans le cadre de notre dissertation de rassembler ici tous les faits qui ruinent ses allégations théoriques.

Certainement le Mémoire de M. Figuier était habile ; ses expériences, surtout les dernières, paraissaient faites avec soin ; elles semblaient presque redoutables : mais comment admettre la conclusion de l'auteur, lorsque les faits sur lesquels il prétend s'appuyer ont été niés, même devant la commission de l'Institut. Depuis lors, bien des autorités sont venues appuyer et confirmer les découvertes de M. Bernard.

Ainsi M. Poggiale, professeur de chimie au Val-de-Grâce, a communiqué le 16 avril 1855 à l'Académie des sciences un Mémoire où il conclut comme lui. — Il en est de même de M. Leconte. Les analyses récentes de Lehmann, les travaux de Simon sont dans ce sens. — Magendie, Dumas, Rayer, n'ont-ils pas vérifié aussi les expériences et les conclusions du physiologiste qui nous occupe?

Dans une discussion à la Société médicale de Lyon, M. Brachet, il y a peu de temps, tout en différant sur les explications des phénomènes, a déclaré néanmoins admettre tous les faits découverts par M. Bernard.

Enfin plus récemment, MM. Delore et Chauveau, dans une série d'expériences dont le résultat a été communiqué à l'Institut (voir *Gaz. Méd.* 1856), ont constaté encore la justesse des principales assertions du professeur du collége de France.

Toutes les découvertes ne sont-elles pas exposées à des objections? — Le contradicteur est presque nécessaire pour leur faire jeter des racines plus profondes. — Lorsque Harvey démontra la circulation du sang, il fut en butte aussi à de vives attaques. — Les théories, les préjugés, tout s'élevait pour le combattre. Le temps cependant lui a donné raison.

Du reste, M. Bernard, on a trop eu l'air de l'oublier, a été le premier à reconnaître que le sucre pouvait avoir deux origines distinctes. D'un côté il provient de l'action sécrétante du foie, de l'autre des permutations chimiques de l'aliment amidonné, au contact des liquides saccharifiant de l'intestin. Cette dernière source seulement est de beaucoup la plus faible, comme si la nature n'avait pas voulu confier aux caprices d'une alimentation, souvent éventuelle, le soin de cette matière si importante pour les phénomènes ultérieurs de la nutrition.

3° M. Bernard a démontré qu'un des usages du foie était encore de faire la graisse, et de rendre la fibrine plus parfaite. — Faire la graisse, en transformant les matériaux féculents changés en sucre dans l'intestin et apportés au foie. La fibrine, elle se constitue, à la suite des modifications que subissent les principes albumineux de la veine porte. — On sait, en effet, que le caractère principal du sang porte se trouve dans une fibrine mollasse imparfaitement coagulable et non déliquescente. Or, comme la fibrine du sang fourni par les veines sus-hépatiques est parfaitement coagulable, il s'ensuit nécessairement que ce changement intime a dû être opéré par l'action propre du foie.

Depuis lors de nouvelles expériences ont été reproduites; il résulterait des analyses du professeur Lehmann que la fibrine disparaît au contraire complétement en traversant le foie. Ainsi, sur 1,000 parties de liquide sanguin il y avait en fibrine.

			veine porte.		veines sus-hépatiques.
Obser.	1re	—	5,010	—	0
Obs.	2e	—	4,240	—	0
Obs.	3e	—	5,220	—	0

LEHMANN.

Mais quand on réfléchit que le sang des veines sus-hépatiques se coagule cependant très-facilement; de plus, que l'on ne trouve aucune donnée certaine dans les travaux modernes pour établir des différences sérieuses entre cette matière coagulable des veines sus-hépatiques et la fibrine ordinaire; on comprend peu cette assertion du professeur allemand. M. Monneret, dans un article imprimé il y a peu de temps dans les *Archives générales de médecine*, a du reste jugé la question dans notre sens; nous verrons plus tard les déductions pathologiques qu'il a pu en faire ressortir.

Continuons.

4° Toutes ces transformations de matière, toutes ces créations de principes immédiats, toutes ces sécrétions qui s'accomplissent dans cet organe ne sauraient s'effectuer, sans être accompagnées des phénomènes physiques de développement de chaleur; l'expérience ne laisse aucun doute à ce sujet, le sang qui sort du foie est plus chaud que le sang qui y entre, et cette température est la plus élevée du corps de l'animal.

C'est là certainement un des faits nouveaux les plus intéressants; il est facile de voir combien doivent se modifier, par conséquent, les idées que l'on se faisait d'après les anciennes théories chimiques sur la répartition de la chaleur et sur la prédominance plus grande du calorique dans le cœur gauche. — Mais en physiologie, ne l'oublions pas, ce sont les faits qui doivent juger les théories et jamais le contraire ne doit avoir lieu.

Enfin, poursuivant de nouvelles recherches sur l'usage du sucre dans l'économie, M. Bernard a démontré, que pour le développement des cellules dans la plus grande partie des tissus, il fallait de toute nécessité la présence de matériaux sucrés, sinon le développement avortait (Bernard. *Récentes communications à la Société de biologie*). Or, comme à la sortie du foie, la quantité de sucre est plus considérable, c'est aussi en ce point que l'on rencontre la plus grande quantité de globules. — en traversant le foie le sang se régénère donc complètement. — Je passe sous silence les divers usages attribués à la bile, ici rien encore de nouveau, rien de bien certain. Elle agirait en débarrassant le liquide sanguin des matériaux impropres à la nutrition ou en excès. Bien que rendu excrémentiel, M. Bernard n'hésite pas à penser qu'elle remplit néanmoins un rôle dans la digestion. Mélangée au suc gastrique, au suc pancréatique, elle constitue le liquide intestinal qui dissout les matières végétales, les matières azotées et hydro-carbonées; douée de vertus antiputrides, elle empêcherait la fermentation s'opposant ainsi au trop grand développement gazeux.

Telles sont maintenant nos connaissances sur les usages du foie, il y a certes loin de là aux idées si vagues que l'on trouvait, il y a quelques années encore, dans tous les ouvrages de physiologie. En édifiant presque seul cet immense travail, M. Bernard a réalisé un des plus beaux progrès de notre époque. Il y a plus, les moyens qu'il a mis en usage pour arriver à ces résultats, méritent surtout, suivant nous, l'approbation des esprits sérieux.

En démontrant, en effet, tout le parti que l'on pouvait tirer, soit en faisant des *décoctions* des glandes digestives, soit en faisant des analyses comparées du sang, avant l'entrée et après la sortie des organes chargés de sécréter quelque produit nouveau, il a mis à la portée des physiologistes qui viendront après lui, un moyen des plus précieux, qui, nous n'en doutons, fera pas fructifier bien des recherches ultérieures.

§ II. APPLICATIONS PATHOLOGIQUES.

Nous venons de voir le pas immense qu'a fait la physiologie de notre époque relativement aux fonctions hépatiques; il est certain qu'il en est déjà résulté une influence notable pour la pathologie de cet organe. Espérons que d'ici à peu de temps cette influence grandira encore.

Nous le dirons ailleurs, la médecine n'est pas la physiologie seule; du reste, ce n'est que peu à peu qu'une génération instruite de certains faits arrive lentement à en déduire les conséquences pratiques naturelles. Or, de même que toute l'école médicale qui a suivi Galien, attachait une importance des plus grandes à la pathologie hépatique, de même aussi il nous appartient maintenant de travailler sérieusement dans cette voie. Appuyés désormais sur une physiologie plus sûrement démontrée, quel avantage immense n'aurons-nous pas sur nos devanciers.

Galien avait émis certainement un des aphorismes les plus profonds, les plus riches en déductions pratiques, si les médecins qui vinrent après lui, initiés à une saine physiologie, avaient pu en comprendre toute la portée. — Sachons réparer cet oubli. — ***Hepate vitiato, sanguificatio vitiatur***, écrivait le médecin de Pergame. Quel jet sublime de vérités anticipées! Puis malheureusement il ajoutait, « quand le foie est chaud et humide, il pro« duit la pléthore. Quand il est froid et sec, les « veines se ressèrent, le sang diminue de quantité. « Humide et froid il en résulte des cachexies et des « hydropisies. L'ictère jaune vient du foie, l'ictère « noir de la rate. » Aussi tout a été méprisé, et comme cela arrive presque toujours, on est tombé dans un excès opposé. — Portal n'écrivait-il pas au commencement de ce siècle : « Que les anciens « avaient faussement imaginé que le foie était l'or« gane de la sanguification, la source de la cha« leur animale, le siége des facultés naturelles. Par « conséquences, ajoutait-il, de leurs mauvaises théo« ries, ils se faisaient de très-fausses idées sur la

« nature des maladies de cet organe, souvent aussi « sur leur traitement. »

Il faudra maintenant que la pathologie hépatique soit mise en harmonie avec nos découvertes actuelles, que nous démontrions cliniquement tout ce qu'il y a de vrai dans l'aphorisme de Galien.

Déjà des essais ont été faits et il est curieux que l'on ait jusqu'à présent recherché, surtout quelles sont les conséquences funestes qui résultent d'une exagération dans les diverses fonctions hépatiques. Ainsi M. Bernard a voulu considérer le diabète comme une *exagération* de la fonction glycogénique du foie. — Poursuivant ces idées pathologiques au point de vue de ses découvertes, il a encore été conduit à penser qu'il pouvait y avoir un diabète chyleux, lorsque le foie sécrétait une trop grande quantité de matériaux graisseux. Il en résultait alors une élimination anormale de ce produit, et les urines présentaient dans ce cas l'aspect laiteux ou *chyleux* des auteurs. Dans les diverses observations, s'empresse-t-il de dire, de *Christison*, de *Lehmann*, *Rayer*, *Ellioston*, *Schmidt*, *Golding*, *Bird*, *Bence Jones*, le foie avait toujours été trouvé malade.

Nous dirons plus tard comment pour nous, l'on doit comprendre ces divers états diabétiques.

Le docteur Jangot, de Lyon, dans une excellente thèse inaugurale sur le diabète sucré, a eu l'un des premiers l'heureuse idée de rechercher au contraire quelle était l'affection qui survenait quand les fonctions hématosiques du foie se supprimaient. Ainsi pour lui le diabète consiste dans l'abolition de la fonction, en vertu de laquelle cet organe est chargé de changer en graisse le sucre qui lui arrive de la source intestinale.

La physiologie pathologique de la maladie est d'après lui facile à comprendre. Le sucre, qui ne subit plus son utilisation, s'excrète, éliminé par les urines, le malade dès-lors maigrit rapidement. Cet amaigrissement, la présence de la glycose dans l'urine, ne sont-ce pas là les deux phénomènes les plus caractéristiques de l'état morbide qui nous occupe.

Pour soutenir son opinion, M. Jangot cherche à démontrer que, dans l'expérience où M. Bernard rend artificiellement un animal diabétique, en irritant les origines du pneumo-gastrique, loin de stimuler l'action du foie en agissant ainsi, il a paralysé, au contraire cet organe, et dès-lors, dit-il, le sucre n'étant plus changé en graisse, s'élimine par les urines.

Il semble ignorer que M. Bernard est arrivé à suspendre complètement les fonctions du foie par la section du grand sympatique et de la moelle ; or, dans ces circonstances cependant, loin de produire la diabète, il n'y a plus alors de traces de sucre, le foie n'en fait plus.

Du reste, pour empêcher la formation du sucre par le foie, il ne faut pas sectionner, comme le croit M. Jangot, les branches hépatiques du pneumo-gastrique, mais bien le tronc lui-même, avant la naissance des filets pulmonaires. La sécrétion glycogénique est en effet régie par le mécanisme des actions reflexes ; il faut tout d'abord qu'il y ait impression de l'air atmosphérique sur la muqueuse pulmonaire ; cette impression est portée jusqu'aux centres nerveux par les filets du pneumo-gastrique ; puis, action reflexe qui s'écoule par la moelle, le grand sympathique, et, sous l'influence des ramuscules de ce dernier, alors le travail intime de l'organe s'exécute.

L'opinion de M. Jangot ne peut donc être acceptée, et il reste encore à trouver qu'elle est la maladie particulière qui survient quand il y a diminution ou abolition même de la fonction glycogénique.

Il y a peu de temps, quelques recherches ont été faites dans ce sens. Plusieurs observateurs ont voulu voir si le cancer hépatique, si la cirrhose s'accompagnaient d'abolition de principes sucrés dans le parenchyme du foie ; mais les travaux, à cet égard, de M. Vernois(1), les quelques observations de M. Lucien Corvisart, celles que nous avons faites

(1) *Archives de médecine*, 1854, Mémoire de M. Vernois, médecin de l'hôpital Lariboissière.

nous mêmes, sont encore trop incomplètes, pour qu'il puisse en résulter, dès maintenant, quelques données certaines. C'est beaucoup déjà que de savoir vers quel but on devra diriger des investigations ultérieures.

Le foie, avons-nous dit, transforme en fibrine parfaite l'albuminose de la veine porte, ou, si l'on aime mieux, la fibrine mollasse du sang porto-splénique. Il est incontestable, par conséquent, que certaines altérations du sang doivent provenir de la perversion de cette fonction. Déjà M. Monneret a, tout dernièrement, éveillé l'attention des praticiens sur ce fait, en faisant ressortir combien il était fréquent de voir des hémorrhagies survenir chez des malades atteints d'affections hépatiques. Si de nouvelles observations viennent appuyer ces recherches, et souvent déjà nous en avons rencontré, ne sera-ce pas un élément important de diagnostic pour beaucoup de ces cas d'hémorrhagies, dont la véritable cause est si fréquemment méconnue ?

Puisqu'il est démontré maintenant qu'il existe une véritable digestion dans le foie des matériaux passés tout d'abord dans le sang porto-splénique, l'attention des pathologistes sera plus éveillée pour reconnaître quelles sont les lésions diverses qui peuvent résulter du transport des *ingesta* dans l'organe hépatique! C'est bien aussi depuis la réhabilitation de la théorie galénique par Magendie, que l'on a émi quelques idées pour démontrer la vérité de cette assertion. Ainsi, M. Andral, M. Beau, à propos de l'influence des alcooliques dans l'hépatite, se sont demandés si cette affection ne serait pas produite par l'apport direct de ces substances lancées dans le courant de la veine porte?

Ainsi, nous sommes mieux renseignés sur l'origine de la Cirrhose, cette lésion si commune dans toutes les villes où l'on abuse de l'alcool.

M. Beau a démontré encore que dans bien des cas, les prétendues hépatalgies calculeuses que l'on voit survenir presque immédiatement après les repas, sont, le plus souvent, sous la dépendance d'une difficulté dans la digestion hépatique, pendant que les aliments absorbés s'y élaborent péniblement. Pujol, on le sait, avait entraîné au contraire l'opinion médicale en sens inverse, en rapportant tout, dans ce cas, à la présence de calculs biliaires tendant à s'éliminer.

Encore un nouveau pas dont profitera le diagnostic.

En faisant ressortir cette action si nécessaire du foie, sur les principes alimentaires qui y arrivent, M. Bernard a été conduit, ces temps derniers, à diminuer l'importance que l'on a attachée jusqu'à ce jour à l'alimentation dans quelque cas, soit par des bains alimentaires, soit par des lavements nutrimentifs. Toutes les fois, en effet, dit-il, que des substances introduites dans le courant vasculaire, n'ont pas passé par la barrière hépatique, elles ne peuvent servir à la nutrition ; au bout de peu de temps les urines les éliminent complètement. Ainsi, injectez du sucre sous la peau d'un animal, le liquide s'absorbera, mais il n'aura pas été modifié, digéré dans le foie : au bout de peu de minutes l'analyse le décèlera dans les urines.

Il y aurait donc, on le voit, une absorption réellement *assimilable*, une autre non *assimilable*. L'expérience clinique, avertie, décidera en dernier ressort.

Il n'y a pas jusqu'à la *fièvre* qui ne doive être un sujet d'études intéressantes au point de vue de la pathologie hépatique. Nul doute certainement que l'état fébrile ne soit, le plus souvent, consécutif à une lésion inflammatoire, localisée dans quelque partie de l'économie ; mais fréquemment aussi, il faut le reconnaître, c'est sous la dépendance d'une altération primitive du sang que la fièvre s'élève, et c'est la lésion du foie qui entraîne dans bien des cas l'altération du sang. On comprend l'enchaînement (Hepate vitiato, sanguificatio vitiatur). Alors aussi surviennent des troubles nerveux variables.

Laissons Molière attaquer les galénistes de son temps. Mais oui cependant, il existe parfois « des

« symptômes indicatifs d'une vapeur fuligineuse et « mordicante, qui picote les membranes du cer« veau. » Oui, il y a des « vapeurs engendrées « dans la concavité du diaphragme. » C'est dire, pour nous, qu'à la suite de troubles dans les fonctions du foie, surviennent aussi des modifications dans la composition du sang. — Le cerveau, n'étant plus arrosé, comme d'habitude, de sang normal, l'irritabilité nerveuse ou la fièvre se déclarent.

La peau réagit bien sous l'influence de l'imprégnation bilieuse, en manifestant le *prurit hépatique*; ne pourrait-on pas dire aussi qu'il existe le *prurit cérébral?* — Ainsi s'expliquent, pour nous, la plupart de ces accès fébriles rémittents, de ces insomnies si fréquentes à la suite des maladies du foie.

Enfin la physiologie moderne nous a fait entrevoir l'antagonisme si remarquable qui existe entre le poumon et le foie; le premier chargé de brûler habituellement les produits hydro-carbonés accumulés quelquefois en trop grande abondance dans le magasin hépatique. Nous comprenons mieux que dans les pays chauds les maladies du foie soient si fréquentes. Alors, en effet, la respiration languissante n'est plus suffisante pour détruire les matériaux carbonés; la bile en devient ainsi l'émonctoire, mais ce phénomène ne peut avoir lieu sans une activité plus grande du côté de l'organe : dès lors se trouve augmentée sa susceptibilité morbide.

M. Bouisson a étudié à ce point de vue l'influence de l'asphyxie sur la composition de la bile (1); or, il a démontré expérimentalement que chez les animaux que l'on soumet à l'asphyxie, ce liquide devenait beaucoup plus noir, beaucoup plus foncé. Les matériaux carbonés ne pouvant plus, en effet, s'éliminer par le poumon, la bile s'en chargeait d'une quantité plus grande.

Il y a là toute une hygiène thérapeutique que le médecin devra utiliser dans toutes les maladies du foie. — On comprend alors toute la nécessité de l'exercice d'une respiration plus active, pour pousser ainsi à la rénovation organique, pour désobstruer ce parenchyme hépatique, en brûlant les produits qu'il ne peut assez complètement élaborer.

En résumé, nous voyons donc que : 1° Depuis les découvertes modernes sur les fonctions hépatiques, on a cherché, de plus, à mettre en harmonie la pathologie de cet organe avec les connaissances physiologiques acquises ;

2° On est arrivé à mieux préciser la valeur de certains symptômes, mis en rapport avec leur cause ;

3° On rationalise mieux les phénomènes de ces

(1) 8 mai 1843, Arch. médical.

maladies ; par conséquent on les traitera plus sûrement, car, dès le moment où l'on connaît plus exactement l'enchaînement, la subordination des éléments morbides, on est plus apte à attaquer l'élément primitif, celui qui tient tous les autres sous sa dépendance ;

4° On a cherché à émettre plusieurs théories sur le diabète sucré, sur le diabète chyleux : nous apprécierons plus tard ce dernier point.

Application de la chimie à la connaissance des calculs biliaires.

Si la physiologie expérimentale, nous venons de le voir, a déjà produit d'assez beaux résultats pour la pathologie du foie, la chimie seule nous a été aussi d'une utilité incontestable pour plusieurs maladies de cet organe. Ainsi la connaissance chimique des calculs biliaires aura certainement une influence, soit pour la curation de cette affection, soit pour la prophylaxie à employer.

Le jour où M. Chevreul démontra que, presque toujours, ces productions étaient formées de cholestérine, le calcul biliaire fut compris. Sans doute, nous ne sommes pas assez instruits encore sur l'origine de cette cholestérine, pour déterminer, avec une certitude complète, quels sont les aliments qui, par suite de leur dédoublement ou de leur combustion, peuvent donner naissance à cette singulière substance; mais nous avons cependant de justes raisons pour croire que ce sont les corps gras qui président à sa formation. Ainsi, chez l'animal qui ne mange que peu de graisse, chez le bœuf, par exemple, le calcul biliaire n'est presque composé que de matière colorante. La cholestérine est en bien moins grande quantité.

L'indication de restreindre, dans l'alimentation, la proportion des corps gras est donc ici de toute évidence. On comprend aussi l'administration des alcalins, des pilules savonneuses, des substances végétales. Quoique nous ne soyons plus obligés de supposer, comme Durande l'avait fait, que ces substances, pour pénétrer dans le foie, passent dans le canal cholédoque (on sait qu'il raisonnait ainsi pour l'usage des préparations éthérées), nous ne croyons pas cependant qu'il y ait là une action directement dissolvante. Tout au plus, suivant nous, peut-on dire que les eaux alcalines désagrègent les concrétions biliaires, en dissolvant le mucus qui en agglutinait les diverses parties. Ce qui prédomine évidemment c'est l'action de ces médicaments sur la nutrition générale.

Le raisonnement nous indique aussi que ce doit être surtout chez les individus qui font peu d'exercice, chez ceux plus sujets à la pléthore graisseuse, la femme, par exemple, que l'on doit rencontrer le plus souvent cette production nouvelle. Or, M. Dumas ayant démontré que l'activité de la vie, l'exercice étaient un puissant moyen de débarrasser le sang de la cholestérine en excès, le médecin devra ne pas oublier ce sage précepte hygiénique. Plus, en effet, nous l'avons déjà dit, la respiration est active et vigoureuse plus la combustion vitale s'exagère. L'oxygène de l'air brûle alors plus de carbone, et comme ce produit entre en grande proportion dans la composition des matériaux graisseux du sang, il en résulte évidemment que ces derniers sont, en quelque sorte, d'autant mieux détruits que l'on respire avec plus de force et plus de rapidité.

Toutes ces indications devront être prises en grande considération; il en est une autre sur laquelle nous croyons devoir encore insister. La physiologie a démontré qu'une partie des éléments graisseux s'éliminait par la peau, sous forme de *smegma cutané*, si abondant chez quelques personnes. On comprend dès-lors comment, si le fonctionnement du tégument externe vient à faire défaut, sous ce rapport, il y aura, par cela même, tendance à l'accumulation de cholestérine, imminence d'obstruction calculeuse dans la vésicule biliaire.

Le médecin devra donc ne pas perdre de vue cette indication physiologique, et si l'on se rappelle que presque tous les auteurs ont noté comme causes de calculs biliaires, les chagrins, la mauvaise humeur, surtout pendant les repas (Hufeland), on comprend mieux encore l'enchaînement étiologique que nous avons tâché de faire ressortir, car ce sont là toutes causes qui agissent puissamment pour déprimer les fonctions cutanées.

ARTICLE IV.

PHYSIOLOGIE DE LA RATE.

Si nous voulions parler dans ce mémoire seulement des découvertes certaines, ou du moins de celles appuyées sur des faits d'expériences trop incontestables pour être déniés, nous n'eussions que bien peu à dire en envisageant d'une part, soit la physiologie de la rate, soit les applications que l'on a voulu en déduire en pathologie.

Il semble qu'il est dans l'économie quelques organes dont l'œil investigateur du physiologiste ne puisse avoir raison. La rate est de ceux-ci. Entraînés cependant par le désir de faire pour les autres glandes intestinales ce qui avait été réalisé de notre époque pour le foie et pour le tube digestif, les pathologistes ont voulu, pour ainsi dire, devancer les temps, en déterminant des applications pathologiques, alors, néanmoins, nous ne craignons pas de le dire, que la physiologie splénique ne présentait encore que quelques aperçus nouveaux, mais rien de définitivement positif et de bien démontré.

Cependant les travaux de M. Beau, les recherches de M. Béclard, auront certainement une grande utilité. Il est, dans la science, des premiers jalons qui doivent être placés pour indiquer à ceux qui viennent après, le tracé de la route qu'il faudra suivre.

M. Béclard, dans son mémoire présenté en 1848 à l'académie des sciences, a le mérite d'avoir, un des premiers, rappelé l'attention médicale sur le *rôle hématosique* de la rate; c'est encore une réintégration dans le sens des idées de Galien, sur le triumvirat sanguificateur: le foie, la rate, la veine porte. Mais, quant à savoir parfaitement si la glande splénique est bien chargée de détruire les globules sanguins en restituant au sang les éléments qui les composaient, sous forme de principes albumineux, la question n'est pas encore prouvée.

On se fonde bien sur cette expérience que le sang de la veine spléniqne contient plus d'albumine et moins de globules que celui de toutes les autres veines de l'économie. Mais, en agissant ainsi, il nous semble que l'on a mal procédé; il eut fallu, comme pour le foie, analyser directement le liquide sanguin avant et après sa sortie de la rate; alors on aurait pu avoir des données certaines. C'est en expérimentant de cette manière que M. Bernard a réalisé ces belles découvertes.

Avec la netteté et le jugement qui caractérisent toutes ses productions, M. Beau a insisté sur le triple rôle de la rate, comme :

Favorisant l'assimilation des matériaux absorbés ;

Fournissant un sang plus assimilable à la veine porte ;

Chargée, par ses contractions, d'activer de temps à autre la circulation, et dans la veine porte et dans le foie.

Ces idéés sont évidemment un pas vers le progrès. Malheureusement le fait capital n'est pas encore trouvé. Que signifie d'une façon exacte, ce ***rôle d'assimilateur*** de matériaux absorbés, — de ***fournisseur*** au sang porte, de qualités plus assimilantes? Tout est encore vague. Un seul fait est maintenant bien connu, ce sont les contractions spléniques ; c'est aussi de ce point de physiologie que M. Beau a tiré les déductions les plus convenables pour la pathologie ou la thérapeutique.

Ainsi, on s'explique maintenant comment les préparations de noix vomique, administrées à propos, peuvent dissiper ces engorgements spléniques, en ravivant la tonicité affaiblie de l'enveloppe musculaire de l'organe.

On comprend comment la chlorose, l'anémie se compliquent souvent de tuméfaction splénique; l'enveloppe musculaire, pour ainsi dire paralysée, permet alors cette dilatation atonique.

On s'explique mieux pourquoi les malades dits *rateleux* sont obligés, à cause de la distension douloureuse de la rate, de rester à peu près immobiles pendant tout le temps de la digestion, surtout s'ils ont ingéré une grande quantité d'aliments. Ces faits cliniques viennent aussi à l'appui des expériences de Dobson sur les chiens dératés, qui présentaient toujours des symptômes de plénitude considérable après des repas abondants.

Il faudra, dès-lors, conseiller aux malades atteints de dilatation atonique de la rate, de ne manger que peu à la fois; il leur sera utile de porter une ceinture; on empêchera, par ce moyen, la glande de trop se gonfler, dans les moments de plénitude du système abdominal.

Ainsi, d'une seule partie physiologique mieux connue, nous voyons découler des appréciations plus exactes de symptômes morbides, des applications plus sérieuses de moyens prophylactiques. Espérons donc, lorsque la physiologie nous aura encore plus appris.

En résumé, l'on peut dire que la physiologie de la rate commence à se créer, nous sommes loin déjà de ce déluge d'hypothèses ridicules qui constituaient autrefois toute la science sur ce point. En appliquant à des recherches de ce genre la méthode expérimentale, qui a si bien réussi pour le foie, nul doute que l'on arrivera à des résultats plus importants.

Il serait convenable, par exemple, de faire des décoctions de la rate et de les examiner chimiquement. M. Béclard a déjà fait des analyses du sang splénique, mais pourquoi, je le répète, le comparer exclusivement à celui d'autres veines de l'économie, telles que la jugulaire ou la crurale ? Ne serait-il pas mieux d'examiner comparativement le sang des *vasa breviora*, et celui de la veine splénique ? On pourrait, de la sorte, connaître le sang *veineux avant* et *après* son entrée dans la rate.

Depuis que M. Bernard a démontré, en effet, pendant la digestion, le reflux du sang de la veine cave soit dans les reins, soit dans les capsules surrénales n'est-il pas permis de penser que ce reflux s'effectue aussi de la veine splénique dans le parenchyme de la rate ?

Or les *vasa breviora* communiquant avec cette veine, une partie du sang qu'ils y apportent arriverait ainsi directement à la rate ; puis, une fois hématosé, il repasserait ensuite dans le torrent de la circulation générale.

En analysant le sang des *vasa breviora* pendant la digestion, on aurait ainsi du sang veineux *avant* son entrée dans l'organe. La digestion finie, le sang splénique représenterait le sang *après* sa sortie de la rate.

C'est en comparant le sang veineux, avant et après son entrée dans le foie, que l'on est arrivé à des résultats. Pourquoi ne pas essayer des expériences aussi analogues que possible? Encore un pas, et la phrase que Haller écrivait il y a un siècle, ne servira plus que pour montrer les bornes que nous avons franchies.

« *In meras hic conjecturas demergimur*, « *obscuriores quam fere alio in viscere.* »

ACTICLE V.

PANCRÉAS.

Il y a quelques années, non seulement les maladies de cet organe étaient entourées d'une obscurité profonde, mais encore on ignorait complètement son rôle physiologique. Tout ce qu'on possède à cet égard est de date moderne.

§ I. — PHYSIOLOGIE.

Depuis Haller, les auteurs qui se sont occupés du pancréas disaient que son fluide était analogue à la salive (Leuret et Lassaigne). Tiedemann et Gmelin le considéraient comme riche en substances azotées et propre à animaliser les aliments. En

1848, la question, malgré de nombreuses recherches, était si peu avancée que Bugde pouvait dire : *Seine fonction ist unbekaunt*, sa fonction est inconnue.

L'année suivante (1849), M. Bernard publia un mémoire intitulé *Recherches sur les usages du suc pancréatique*, dans la digestion.

Le pancréas possédait, dès-lors, un emploi, celui d'émulsionner les matières grasses neutres; cependant M. Blondlot, avec Matteuci, Bidder, Schmidt Frérichs et M. Mialhe, se sont inscrits contre cette idée, mais leurs objections n'ont point prévalu, et l'organe pancréatique reste doté de cette fonction, dans l'opinion de la majorité des savants.

Ces résultats, M. Bernard les obtint en pratiquant des fistules pancréatiques sur des animaux, en détruisant la glande au moyen d'injections huileuses, ou en liant son conduit. Si on examine le duodénum d'un lapin, à qui on a fait avaler une certaine quantité de graisse, on voit cette substance intacte dans toute la portion de l'intestin située au-dessus de l'abouchement du canal pancréatique ; au contraire, immédiatement au-dessous elle a perdu sa couleur et ses caractères physiques, elle a subi une modification intime ; un peu plus bas elle a disparu, absorbée par les chylifères.

Si, dans un vase à réaction, maintenu à une douce température, vous mélangez de la graisse et du suc pancréatique, la liqueur, d'abord alcaline, devient bientôt acide ; l'odeür et les propriétés spéciales vous dénotent la formation d'acide butyrique.

Ainsi, d'après M. Bernard, le suc pancréatique digère les matières grasses, et, en son absence, elles ne sont ni digérées ni absorbées.

Il a toutefois rencontré une opposition sérieuse de la part de M. Blondlot, qui s'est constitué le champion des idées adverses. Ce physiologiste, dans une thèse présentée récemment à la Faculté des Sciences de Paris, et intitulée ***Recherches sur la Digestion des matières grasses*** (Nancy, 1855), a émis les objections suivantes :

1° Les herbivores ont peu de matières grasses à digérer, et cependant ils ont un pancréas proportionnellement plus gros que les carnivores.

M. Blondlot s'appuie du reste sur les expériences de M. Colin d'Alfort. Or voici ce que M. Colin a écrit dans l'***Union Médicale*** (1851) : « 12,500 gr. de fourrage que consomme journellement un individu de la race bovine, renferment, d'après Boussingault, 500 gr. de graisse, qui ont besoin de 1,500 gr. de suc pancréatique pour être émulsionnés : il n'est donc point étonnant que j'aie vu des animaux de cette espèce, en sécréter jusqu'à 273 gr. par heure. »

Nous croyons médiocrement à l'éloquence de pareils chiffres, nous ne les avons rapportés que pour montrer combien ils témoignent peu en faveur de l'objection de M. Blondlot. Nous savons de plus que M. Colin a changé d'avis sur les fonctions du suc pancréatique.

2° Le pancréas manque souvent chez les poissons ; par exemple, chez le *Tuyau de Plume*, plusieurs *Coffres*, la plupart des *Gobioïdes* et des *Labraïdes*, etc.

Nous apprécions certainement toute la gravité de ces faits, mais nous pensons que dans cet ordre zoologique un autre organe peut très-bien suppléer le pancréas, sans que l'importance du suc pancréatique soit en rien diminuée pour les mammifères et les oiseaux, qui ont été seuls l'objet des études de M. Bernard.

Outre les usages que nous venons d'attribuer au suc pancréatique, une autre action lui semble encore dévolue ; bien plus rapidement que la salive il transforme la fécule en glycose. Ceci nous explique comment l'amidon se retrouve dans l'estomac et la première portion du duodénum, pour ne laisser aucune trace dans des parties plus déclives du tube intestinal ; il a été, en effet, transformé par la liqueur du pancréas.

Malheureusement, ce pouvoir transformateur de la fécule, semble être donné à plus d'un liquide de l'économie ; la bile, le sérum, l'urine même dans certains cas, en jouissent également. Est-ce donc une action spéciale, puisque d'autres corps la possèdent ?

Curieuse marche de l'esprit humain ! Il y a vingt ans, tout était obscur, complexe, embrouillé, dans les phénomènes de la digestion ; des théories nouvelles se forment, il y a cinq ou six ans, et tout apparaît avec une remarquable simplicité. Les amylacés sont digérés par la salive, les aliments azotés par le suc gastrique, et les corps gras par le pancréas ; était-ce clair ?

Mais nous voilà loin d'une époque où les choses se présentaient si nettement aux néophytes enthousiastes des acquisitions récentes de la physiologie, et bientôt nous entrevoyons l'instant où la bile, venant aussi se mettre de la partie, malgré M. Blondlot, jettera encore du trouble dans cette unité, si péniblement créée.

§ II. PATHOLOGIE DU PANCRÉAS.

Les inflammations aiguës du pancréas ne se distinguent point par des symptômes physiologiques ; la douleur locale, la fièvre les caractérisent seules, et les expériences modernes n'ont rien appris pour les discerner des autres affections abdominales ; il n'en est pas de même des pancréatites chroniques. On établissait autrefois leur diagnostic sur l'augmentation sympathique de la sécrétion des glandes salivaires, idée erronée qui n'a pu rester debout devant l'expérimentation clinique. La sécrétion pancréatique peut, en effet, se tarir ou s'exagérer sans nulle influence sur les glandes salivaires.

Dans les pancréatites aiguës, les malades ne mangent pas, mais dans les chroniques l'appétit peut subsister, et les fonctions digestives s'accomplir imparfaitement, il est vrai.

De plus, un examen attentif permet d'apercevoir un cercle de graisse qui se fige autour des matières fécales, car les malades, dont le pancréas ne fonctionne plus, ne peuvent digérer les corps gras. C'est ce qu'avaient fait prévoir les expériences physiologiques de M. Bernard; la graisse n'était plus, en effet, digérée chez les animaux à qui il liait les conduits pancréatiques. Ces faits sont actuellement introduits dans le domaine de la pathologie ; malheureusement, il faut l'avouer, la thérapeutique y a peu gagné ; mais nous devons espérer pour l'avenir, et, d'ailleurs, il ne peut y avoir de bon traitement sans bon diagnostic. En se guidant d'après les idées de M. Corvisart, le traitement serait facile à instituer ; mais ici, comme ailleurs, nous trouvons ses vues un peu hasardées. C'est le liquide pancréatique du malade qu'il importe de faire sécréter ; à quoi bon lui faire digérer des sucs pancréatiques étrangers ?

Nous avons trouvé, dans la thèse de M. Moyse

(1852), quelques observations de selles graisseuses, résultat de l'affection du pancréas, en voici une courte analyse à l'appui de ce que nous avons avancé :

Première observation.—Diagnostic : *Dyspepsie.* Graisse dans les matières fécales. — Autopsie : Induration du pancréas. Oblitération des canaux pancréatiques. M. Verneuil, on le sait, a prouvé que ce viscère en avait deux.

Deuxième observation. — Matières fécales grasses, huileuses. Vives douleurs au niveau des reins. Calculs blancs dans le conduit pancréatique.

Troisième observation. — *Id.* Autopsie : Altération profonde du pancréas.

Quatrième observation. — Evacuation abondante de matières graisseuses, émaciation, mort. Induration cartilagineuse du pancréas. Oblitération de son canal, ainsi que du canal cholédoque.

Cinquième observation. — *Id.*

Il n'y a pas de choses bien prouvées qui n'aient été mises en doute ; nous croyons difficile cependant d'annihiler les cinq observations que nous venons de citer.

Que M. Blondlot ne se contente donc plus désormais d'une simple assertion, pour repousser tous les faits pathologiques concordant avec la théorie de M. Bernard.

ARTICLE VI.

§ I. PHYSIOLOGIE DU TUBE INTESTINAL.

Lorsque la substance alimentaire a subi dans l'estomac l'action dissolvante du suc gastrique, la digestion n'est point encore accomplie ; nous avons vu déjà ce qu'il fallait penser du rôle de la bile et du suc pancréatique : il nous reste à étudier les modifications dernières, qui auront pour siége l'intestin grêle et le gros intestin ; c'est ce qu'une analyse rapide nous permettra d'envisager.

1° *Intestin grêle.* — On conçoit très-bien les difficultés énormes qu'éprouvent les physiologistes pour distinguer les phénomènes complexes qui se passent dans cette portion du tube digestif ; dans l'estomac, la salive seule, le plus souvent, vient s'ajouter au suc gastrique : ici, outre ces deux fluides, nous avons encore la bile et le suc pancréatique ; aussi cette question est-elle restée dans l'ombre, malgré de nombreux travaux. La muqueuse laisse sourdre à sa surface un liquide qu'on appelle *suc intestinal.* Il est fourni, dit-on, 1° par un fluide perspiratoire exhalé par les artères des intestins ; 2° par les follicules ou glandes de Lieberkuhn. D'après les recherches de MM. Leuret et Lassaigne, on voit sortir de leurs orifices une humeur plus ténue que le mucus. 3° Les plaques de Peyer fournissent aussi une sécrétion, mais quelle est sa nature ? Problème insoluble ! Elles ont été étudiées par Pechlin (1672), Lister (1673), par Grew qui les appelait, à tort, pancréas intestinal. M. Bretonneau a prétendu le premier que c'étaient de petits sacs parfaitement clos annexés à l'appareil circulatoire ; son opinion, soutenue par *Jacquart*, *Boehm*, trouva pour adversaires *Krause*, *Lacauchie*, *Tiedemann* et *Gmelin*. On sait maintenant, grâce au microscope, que ce sont des vésicules sans conduit excréteur. 4° Glandes de Brunner. Elles ont des orifices à la surface de la muqueuse ; leur épithélium est pavimenteux. L'auteur, dont elles portent le nom, les considérait comme des annexes du pancréas, de même que les glandules buccales sont dans la bouche les annexes des glandes salivaires. Les expériences de M. Bernard, et les recherches micrographiques de M. Robin, n'ont point justifié ces vues théoriques ; en effet, leur suc ne décompose point les graisses neutres, et leurs culs-de-sac sont plus allongés que ceux du pancréas, etc. On ne doit donc pas les appeler pancréas succenturié ou accessoire du pancréas. (Robin, Dictionnaire de Nysten).

Concluons : le suc intestinal est peu connu. Les

mutations de la matière alimentaire ne le sont guère mieux ! Le suc intestinal est légèrement alcalin dans tout le parcours de l'intestin grêle, mais *la réaction* des aliments dépend *essentiellement* de leur nature; c'est à M. Bernard que nous devons la connaissance de ce fait intéressant. Si l'animal, par exemple, s'est nourri de viande, les substances contenues dans l'intestin grêle sont acides ; s'il a fait usage de végétaux, elles sont au contraire alcalines. Chez un lapin, nourri de matières végétales, le chyle est clair, les intestins alcalins, les urines troubles et alcalines ; mais si on soumet ce même animal au régime de la viande, il se comporte alors comme les carnivores, chyle opaque, intestins acides, urines claires et acides.

Dans toute l'étendue du duodénum, du jejunum et de l'iléon, des matériaux sont absorbés, et on s'accorde à dire que ce sont les plus récrémentitiels; mais, avouons-le, la chimie est encore bien en retard sur ce sujet; elle ne nous montre pas assez clairement quelle différence il y a entre la substance ingérée intacte, et celle qui a été élaborée par le travail digestif. L'aridité et le dégoût d'un pareil travail, sont sans doute la principale cause du petit nombre de résultats obtenus.

2° *Gros intestin.* — Dans ces aperçus rapides notre intention n'est point de décrire toute la physiologie du tube digestif; nous voulons seulement mettre en relief les connaissances les plus récentes et les plus certaines, qui ont rapport à notre sujet.

Chez l'homme, dont la nourriture est mixte, l'acidité des matières intestinales reparaît dans le cœcum, puis, peu à peu, l'alcalinité revient dans le colon à cause de la sécrétion du système glandulaire, qui est là à peu près semblable à celui de l'intestin grêle. C'est à cause de ce fait que l'on a considéré le cœcum comme un second estomac, et les follicules du gros intestin comme les analogues du foie et du pancréas. Viridet écrivit le premier cette idée dépourvue de fondement; développée par Tiedemann et Gmelin, elle fut combattue plus tard par M. Blondlot, dans son Traité de la digestion.

L'acidité du contenu cœcal est due, suivant M. Bernard, à l'altération des éléments amylacés, qui, après diverses transformations successives, se changent en acide lactique. L'acidité ne serait donc pas le fait d'une sécrétion spéciale.

On sait peu de choses sur la digestion des matières alimentaires dans le colon; nous avons vu déjà que, suivant M. Bernard, les substances azotées avaient besoin de traverser le foie pour être assimilées; du reste, Dieffembach avait observé, antérieurement, qu'une substance nutritive, injectée dans le bout inférieur d'un anus contre nature, soutenait mieux les forces qu'injectée dans le rectum.

Les matières grasses ne sont point soumises à cette nécessité; une grande partie est entraînée dans la circulation veineuse par les chylifères, dans lesquels le sucre, au contraire, ne s'introduit jamais primitivement, dit-on.

A ces données physiologiques, nous ajouterons quelques mots sur les excréments et les gaz intestinaux.

1° *Excréments.* — Arrivées dans le cœcum, les matières ont pris une consistance plus grande et une coloration plus foncée à cause de l'absorption plus active des liquides et des substances incolores. Elles sont alors composées de tissus épidermiques, réfractaires à la digestion, de ligneux, de matière colorante des végétaux, de l'excès des graisses et des autres aliments qui n'ont pas été digérés. Enfin une partie importante est constituée par les humeurs que l'animal verse dans son propre canal digestif.

Nous devons à M. W. Marcet, chimiste anglais distingué, une excellente analyse des matières fécales, dont voici les conclusions :

1° Une substance précipitée par la chaux donne, après traitement par l'acide sulfurique et l'éther bouillant, l'*acide excrétoléique* pur.

2° Dans l'eau où la chaux a formé un précipité, reste en dissolution l'*excrétine.*

3° Le précipité par la chaux, plusieurs fois repris par l'éther, lui abandonne une *matière huileuse jaune*, non encore décrite.

4° Au moyen de l'alcool, on obtient quelquefois de l'*acide margarique*.

5° Enfin, c'est encore avec l'alcool qu'on isole la *substance colorante* des excréments.

2° *Gaz intestinaux.* — Van-Helmont connaissait déjà approximativement les gaz intestinaux, mais nous n'avons, à leur égard, des idées nettes et précises que depuis les travaux de M. Chevreul, de Jurine (*Mémoires de la Société de Médecine*, tom. x), de Lameyran et Frémy (*Bulletin de Pharmacie*, tom. I), de M. Chevillot (*Gaz de l'estomac et des intestins de l'homme à l'état de maladie*, Thèse, *Paris*, 1833). Ils sont formés par de l'azote, du gaz acide carbonique, de l'hydrogène pur, de l'oxygène, de l'hydrogène protocarboné et de l'acide sulfhydrique. Leur existence dans l'état de santé est incontestable, mais nous verrons, par la suite, quelles sont les conditions pathologiques qui peuvent en augmenter la production.

Nous ne quitterons point la physiologie du canal digestif, sans dire un mot de l'absorption qui s'y fait si activement.

Absorption. — Aucune substance solide ne peut

être absorbée si elle n'a été préalablement dissoute par les humeurs de l'économie. La chaux et la silice deviennent solubles grâce au sucre. Ce fait démontré pour la première fois par M. Verdeil, a permis à ce chimiste d'expliquer le transport et le dépôt de ces corps dans les animaux et les végétaux; le sucre, dit-il, se brûle et la silice et la chaux, devenant alors insolubles, constituent nos os, nos dents, etc., en formant de nouvelles combinaisons avec la matière organique.

Quant aux substances réfractaires au pouvoir dissolvant de nos sécrétions, elles ne pénètrent dans l'économie qu'en ulcérant ou divisant les tissus; mais ce n'est point là une absorption. Ainsi le charbon de bois, finement pulvérisé, offre des angles qui pénètrent facilement sous l'épithélium des muqueuses, tandis que le noir de fumée ne s'y insinue jamais. Nous pourrions citer à ce sujet les intéressantes recherches de M. Bérard, de M. Follin, sur le tatouage, mais bornons-nous à dire que la question semble jugée, et que la vieille idée des bouches absorbantes est ruinée à tout jamais.

Nous verrons bientôt que le développement de certains gaz empêche l'absorption des substances digérées.

Un aliment dissous est, en général, susceptible d'être absorbé, mais il ne mérite point encore cependant le nom de nutriment, il n'a pas subi l'acte préparateur qui lui permettra d'être assimilé ; c'est après cette opération ultime seulement, qu'il devient apte à constituer nos molécules vivantes.

§ II. — PATHOLOGIE DU CANAL INTESTINAL.

Après cet examen rapide des opérations physiologiques du tube intestinal, étudions les principaux phénomènes pathologiques dont il est le théâtre. ***Le développement des gaz***, ***la coloration des matières fécales***, ***les concrétions intestinales***, nous fourniront matière à quelques remarques ; nous y ajouterons quelques considérations sur l'***action de certains médicaments***, telle que nous l'a fait comprendre la chimie physiologique moderne ; enfin nous résumerons les idées principales de ce chapitre.

1° *Développement morbide de gaz dans l'appareil digestif.*

Si le tube intestinal contient des gaz à l'état normal, ils ne s'y trouvent jamais qu'en proportion peu considérable ; dans certains cas morbides, au contraire, ils s'y développent quelquefois d'une façon extraordinaire. On a cherché l'explication de ce fait, et on n'a pas manqué d'hypothèses ingénieuses. La membrane interne du tube digestif peut exhaler des gaz comme elle exhale des liquides, ont dit Hunter, Portal et Bernard-Gaspard. M. Baumès partage leur opinion (*Lettres sur les causes et les effets de la présence des gaz ou des vents dans les voies gastriques*, Paris, 1832). D'après lui, l'irritation de la muqueuse augmente la sécrétion gazeuse ; il y aurait des pneumorrhées, comme il y a des hémorrhagies ; il va jusqu'à dire qu'on est quelquefois purgé en gaz au lieu de l'être en selles liquides ; on conçoit avec quelle circonspection on doit accepter de pareilles idées.

Nous ne suivrons point MM. Maissiat et Bérard dans les théories qu'ils ont proposées, pour expliquer le développement des gaz ; elles sont, il est vrai, fort attrayantes, mais ne reposent sur aucune expérience positive.

Nous ne sommes donc pas certains que la muqueuse puisse excréter des gaz, mais, ce que nous savons fort bien, c'est que les réactions qu'exercent les unes sur les autres les matières intestinales, en engendrent fréquemment. Certains aliments, tels que les haricots, les pois, les fèves, etc. sont appelés venteux avec raison.

L'empansement, on le sait parfaitement, survient chez les animaux qui ont avalé une grande quantité de fourrage humide. C'est alors de l'acide carbonique qui se dégage abondamment ; l'ammoniaque liquide est le remède par excellence.

Dans certaines dyspepsies, qu'on pourrait nommer à juste titre *dyspepsies sulfhydriques*, il se produit beaucoup d'hydrogène sulfuré; or, on connaît maintenant les propriétés délétères de ce corps; on sait que son absorption amène rapidement des phénomènes d'intoxication ; mais ce n'est point tout, et M. Bernard a démontré qu'il empêchait encore l'absorption des aliments ; c'est là un fait de la plus haute importance, et, s'il nous était permis de l'interpréter, nous dirions : l'acide sulfhydrique altère la constitution du sang de la muqueuse intestinale ; s'il se trouve en trop forte proportion les sécrétions de toutes les glandules sont viciées nécessairement, dès-lors les aliments ne sont plus digérés, et partant plus absorbés. Ainsi s'expliqueraient ces *lientéries*, qui coïncident avec un abondant dégagement d'acide sulfhydrique ; dans ces affections conçues de la sorte, une des plus importantes indications serait d'absorber l'acide sulfhydrique. Nous verrons, en étudiant l'action du sous-nitrate de bismuth, comment on y arrive.

2° *Constitution et coloration des matières fécales.*

Etudiées autrefois avec soin, les modifications

du bol fécal passent actuellement presque toujours inaperçues, et cependant, bien mieux que tout autre symptôme, elles nous indiquent l'état des voies digestives. Dans la lientérie, par exemple, elles nous donnent la raison de l'amaigrissement du malade, et nous aurions un long chapitre à faire pour énumérer toutes les indications qu'elles fournissent au médecin attentif ; mais nous ne voulons ici qu'examiner certains phénomènes de coloration, dont il est bon de connaître la cause.

Coloration verte. — Lorsqu'on administre du calomel, les selles sont souvent vertes ; cette couleur tient à la bile, selon Higgius. MM. Mialhe et Trousseau en doutent, et, selon quelques chimistes, cette coloration, jaune d'abord, ne devrait qu'à l'influence de l'air sa teinte verte, et ne serait pas due à de la matière biliaire. Mais Franz-Simon, ayant analysé les déjections alvines d'une fièvre typhoïde traitée par le calomel, y a retrouvé de la bile. Quant à Golding-Bird, il en a au contraire à peine retrouvé des traces dans des selles vertes, et Siebert affirme qu'il n'y en a pas. Cependant M. Blondlot soutient que la coloration de toutes les selles est due à la bile. Golding-Bird, que nous avons déjà cité, attribue cette teinte verte à la présence de certains éléments de l'hématosine ; Schoënlein, à leur altération.

Après ces affirmations et ces dénégations, il est difficile d'avoir une opinion arrêtée. M. Michéa s'est aussi livré à des expériences à cet égard, desquelles il résulte que, sur six individus à qui le calomel fut administré à la dose de 0,60, quatre fois les selles furent vertes, deux fois la bile y fut reconnue d'une manière évidente ; les deux autres faits sont douteux, et, fort de deux expériences, M. Michéa conclut : Le calomel provoque une surabondance de sécrétion biliaire !

Beaucoup de praticiens accordent au calomel une grande influence dans les affections du foie ; si les assertions de M. Michéa sont vraies, ce médicament agirait en provoquant une sécrétion biliaire plus abondante, désobstruant ainsi le parenchyme hépatique, mais, d'après cet auteur, on ne trouve même pas de bile dans les selles d'individus bien portants.

Comment concilier toutes ces propositions qui se heurtent de front et se déchirent mutuellement ? N'est-on point tenté de ne leur accorder qu'une valeur médiocre et de désirer leur révision complète ?

— Encore une autre explication : Kersten, de Freiberg, ayant observé cette couleur verte chez des malades prenant les eaux de Carlsbad et de Marienbad, a pensé qu'elle était due à du sulfure de fer ; ces eaux minérales sont, en effet, ferrugineuses, et leur sulfate de soude se combinant à leur fer, en vertu de je ne sais quelle loi, formerait du sulfure de fer vert.

Nous verrons, à propos du sulfure de fer noir, une explication beaucoup plus simple.

Coloration noire. — Elle est due aux sels métalliques qui précipitent en noir par l'acide sulfhydrique, tels que : ceux de mercure, de plomb, de cuivre, d'argent, de bismuth, etc. Les préparations ferrugineuses communiquent aussi aux déjections alvines une couleur noire prononcée ; ce fait a été démontré par M. Bonnet depuis longtemps, et ce n'est point sans étonnement que nous avons vu M. Trousseau, dans son bel ouvrage de thérapeutique et matière médicale, lui reprocher une erreur chimique, et dire que l'acide sulfhydrique ne pouvait se combiner au fer. Oui, cela est vrai, mais seulement lorsque le contact se fait dans des milieux neutres ou acides ; dans un milieu alcalin les choses ne se passent plus de la même façon et la combinaison peut s'exécuter facilement ; c'est précisément ce qui a lieu dans l'intestin grêle et le colon ; la sécrétion du suc intestinal est alcaline à l'état physiologique et M. Trousseau ne peut dire qu'il en soit autrement à l'état pathologique.

Colorations diverses. — D'après ces principes

chimiques nous devons rencontrer des selles diversement colorées, suivant qu'on aura administré à haute dose telle ou telle substance minérale; elles seront d'un jaune orangé avec les préparations antimoniales, d'un jaune serin par l'étain, roses par le manganèse, blanches par le zinc, etc. Malheureusement l'observation nous fait défaut, mais il sera facile de vérifier, par l'inspection directe, ces suppositions, qui, tout au moins, sont fort probables.

Pour reconnaître ces sulfures, le meilleur procédé est de faire des décantations successives, comme le pratique M. Ferrand; on obtient de la sorte la poudre métallique, qu'on soumet à l'analyse.

Nous croyons devoir fournir ici quelques considérations sur la manière d'examiner les matières fécales, non pour en faire une analyse complète, mais pour arriver à percevoir facilement quelques données utiles et pour le diagnostic, et pour le traitement des maladies des voies digestives.

La théorie indique, et l'observation démontre deux classes de composés dans les féces. Une première portion vient des aliments, une seconde est fournie par les humeurs diverses, ajoutées au bol alimentaire pendant son trajet dans le tube intestinal. La répugnance, la difficulté d'un examen lorsque toutes les parties des excréments sont unies ensemble, ne permettent que rarement d'acquérir, même à un point de vue très-général, une connaissance suffisante pour en déduire quelques idées thérapeutiques. Voici, ce nous semble, une très-bonne méthode qui pourrait être employée. Indiquée par M. le professeur Bonnet, son application est des plus simples.

Le malade irait à la selle dans un entonnoir placé sur une carafe remplie d'une assez grande quantité d'eau. Alors les matières fécales se délayent; on agite, puis, après un certain temps, on les voit se déposer d'après leur ordre de pesanteur spécifique. Les matières alimentaires vont en général au fond, les mucosités surnagent au contraire.

On aperçoit distinctement, d'une part, les matériaux qui sont habituellement réfractaires à la digestion, d'une autre part, ceux qui accidentellement ne sont plus digérés chez le malade soumis à votre investigation.

Parmi les premiers, vous trouverez :

1° Les graines entières que leur enveloppe épidermique a protégées.

2° Des particules résistantes de tissus animaux, ligaments, tendons, etc.

3° Des fragments d'os.

4° Des parties colorantes des végétaux (chlorophylle). Chez l'homme, le fait est des plus évidents après l'ingestion des épinards.

5° L'excès des matières grasses.

S'il y a imperfection digestive, souvent vous rencontrerez des fragments de légumes qui passeront intacts, des morceaux de viande. Examinez si les matières féculentes ont subi la transformation amidonnée et sucrée.

On reconnaîtrait facilement si le malade est atteint de calculs biliaires; la poussière de cholestérine se rendant au fond de la carafe, en décantant, on recueillerait le produit pour le soumettre ensuite à une analyse plus complète.

Ce simple examen physique peut permettre, comme nous venons de le voir, de percevoir dans bien des occasions des signes importants. Pour arriver ensuite à une connaissance plus approfondie, il serait alors nécessaire d'en venir à une analyse chimique complète. De tels détails sortiraient du cadre que nous nous sommes proposé.

Gaz intestinaux. — Nous avons énuméré autre part les divers gaz qui peuvent se rencontrer dans le tube digestif; est-il possible d'en apprécier la nature? Très-certainement!

Le malade plongé dans le bain, il serait facile, en effet, de les recueillir, puis l'analyse pourrait en être faite. Un examen beaucoup plus simple peut aussi vous donner des renseignements utiles. Van-Helmont le connaissait déjà, à une époque cependant où la chimie était encore bien dans l'enfance.

« Ructus sive flatus originalis in stomacho,
« prout et flatus ilei extinguunt flammam candelæ;
« flatus autem stercoreus qui in ultimis formatur
« intestinis, atque per anum erumpit transmissus
« per flammam candelæ transvolando accenditur
« ac flammam diversis coloris, iridis instar ex-
« primit. »

Dans les gaz qui éteignent la lumière, ne reconnaissez-vous pas l'acide carbonique et l'azote; dans ceux qui prennent feu à la bougie les divers hydrogènes: hydrogène pur, hydrogène carboné, hydrogène sulfuré?

Ce dernier peut encore plus facilement être apprécié par l'odeur. Or, dans ces diverses circonstances le médecin trouvera l'indication de préparations spéciales.

La magnésie, le charbon ont souvent réussi pour absorber l'acide carbonique. Nous connaissons déjà l'action du sous-nitrate de bismuth pour décomposer les hydrogènes sulfurés.

3° *Concrétions intestinales.*

Si les humeurs sécrétées par le canal digestif

s'accumulent et se dessèchent, elles peuvent former ce qu'on nomme calculs stercoraux. Quelquefois un corps étranger leur sert de noyau. Une alimentation exclusivement végétale y prédispose ; ainsi, Robert Turner (*Union médicale* 1851) cite l'observation d'un individu qui se nourrissait d'avoine seulement, et qui en fut affecté plusieurs années de suite. Son alimentation l'assimilait aux herbivores, chez lesquels ces concrétions sont fréquentes, et peuvent sous le nom de bézoards acquérir un volume considérable.

Dans d'intéressantes communications faites à l'Académie des sciences (*Gaz. hebdom.* 1855), M. Jules Cloquet fait remarquer l'analogie frappante qui existe entre ces productions pathologiques, se développant à la surface des muqueuses et les enveloppes calcaires dont s'entourent les animaux inférieurs, grâce à une sécrétion épidermique. La composition est la même, c'est toujours une matière organique, intimement combinée avec du phosphate et du carbonate de chaux.

4° *Recherches sur l'action de quelques médicaments.*

La médecine physiologique ne doit pas s'occuper seulement d'arriver à un diagnostic rigoureux et de poser des indications thérapeutiques, elle doit aussi chercher les moyens de les remplir. C'est une voie nouvelle et féconde, dans laquelle peu d'hommes se sont encore engagés ; rendons cependant justice à M. Mialhe qui le premier a montré tout le parti qu'on pouvait espérer de l'application de la physiologie à l'action des remèdes. Quelquefois il est vrai, cédant à son imagination, il s'est laissé entraîner à construire des théories plus brillantes que solides, mais il a néanmoins enrichi l'art de guérir de précieuses découvertes dont les esprits non prévenus lui tiendront compte.

C'est ainsi qu'il a démontré, dès 1848, que les médicaments n'agissent pas en vertu de la quantité ingérée, mais en vertu de celle qui se dissout. Tout corps insoluble est un corps inerte ; nous savons déjà que le charbon ne pénètre point dans nos tissus, s'il n'offre pas des angles aigus pour les diviser. Un remède insoluble dans l'eau ne se dissout dans l'organisme qu'à la faveur de nos humeurs ou de certains sels ; lorsqu'il est ingéré, il ne trouve pas toujours les conditions propices à une prompte dissolution, alors il s'accumule, s'arrête dans les replis intestinaux. Viennent des conditions différentes, la dissolution s'opèrera rapidement, et des accidents redoutables pourront en être la conséquence ; un médicament donné dans l'intervalle peut en être le point de départ. On administre par exemple plusieurs doses successives de protoxyde d'antimoine, il y a *accumulation*; le malade prend de la limonade tartrique, et il se forme brusquement un tartrate antimonique, dont l'action peut devenir funeste. De même pour l'iode donné avec le calomel. Ces faits bien connus démontrent incontestablement que dans nos organes, comme dans nos laboratoires, certaines combinaisons doivent nécessairement s'effectuer; ils font facilement comprendre comment les médicaments à doses fractionnées agissent plus efficacement qu'en une seule dose; dans ce dernier cas, les sels de l'économie ne sont pas toujours en suffisante quantité pour une transformation complète.

Allant plus loin, M. Mialhe explique certaines idiosyncrasies par la variabilité de la quantité des sels qui peuvent dissoudre le médicament insoluble. Les marins, par exemple, mangent beaucoup de chlorure de sodium, et certains médecins de marine se sont vus obligés de bannir de leur médication le calomel, à cause des accidents qu'il provoquait chez leurs malades; le chlorure sodique est, en effet, l'agent de la dissolution du proto-chlorure de mercure; il a produit un chlorure double de sodium et de mercure.

Dans l'*Union médicale* 1848 M. Mialhe, étudiant l'action des alcalis et des acides, cherche à établir que l'usage des alcalins n'est presque jamais nuisible, excepté cependant chez les campagnards, qui suant beaucoup font de grandes déperditions de substances acides, que leur alimentation végétale ne suffit point à remplacer; mais, en général, l'administration des alcalins ne peut entraîner des accidents aussi rapides que celle des acides.

De la prédominance des acides résultent le pyrosis, la gravelle, la goutte, le scorbut, le diabète. Ces affections doivent être fréquemment attribuées à une alimentation exclusivement azotée, qui fournit à l'économie du phosphore et du soufre, lesquels, se transformant en acide phosphorique et sulfurique, saturent les bases et s'opposent aux actions organiques, au repos qui permet l'accumulation des acides en empêchant les sueurs, voies naturelles de l'excrétion des acides sudorique et sébacique.

Ces idées humorales ont assurément quelque chose de spécieux; les riches qui sont surtout affectés de la gravelle et de la goutte, réunissent en effet plusieurs des conditions que nous venons d'énumérer : repos, boissons acides, vins, alimentation azotée.

Le froid, en supprimant la sueur, amène souvent la récidive du diabète et de la goutte.

— *Recherches théoriques et pratiques sur les purgatifs.* M. Mialhe a publié, sous ce titre, un excellent travail, dont nous allons exposer une briève analyse.

1° Les purgatifs résineux exigent, pour se dissoudre dans l'économie, un milieu alcalin. Si les boissons acides ne s'opposent pas à leur dissolution, comme le prétend M. Villemin, cela tient à ce qu'elles sont absorbées avant que les résines n'aient encore produit leur action ; et, pour preuve, les selles sont alcalines, lors même qu'on administre des boissons acides. On ne doit donc pas donner les purgatifs résineux associés à des alcalins, sous peine de les voir agir dans l'estomac et produire des nausées et des vomissements. Ils portent spécialement leur action sur le gros intestin, où ils rencontrent des sucs alcalins propres à leur dissolution ; mais ces sucs ont une limite d'action, les hautes doses sont donc inutiles. Si vous voulez augmenter leur énergie, unissez-les aux alcalins, tout en vous souvenant qu'ils exposent aux nausées et aux vomissements. Chez les personnes irritables, nous engageons d'unir les purgatifs résineux aux acides, pour éviter les troubles des premières voies.

2° L'ordre des purgatifs résineux, tels que la scammonée, le jalap, etc., se dissolvait dans les sucs alcalins ; la magnésie se dissout, au contraire, dans les acides ; le sucre, associé avec elle, augmente son action par l'acide lactique qu'il produit ; l'action est également plus efficace dans le cas de pyrosis.

Si les purgatifs donnés à propos raniment les

fonctions digestives languissantes, c'est en soustrayant de l'albuminose à l'économie et ravivant ainsi le circuit organique.

3° M. Mialhe pense que les purgatifs salins, et spécialement le sulfate de soude, agissent par endosmose sur le sérum sanguin des capillaires ; la dissolution saline ayant plus de densité, le courant devrait aller des capillaires vers l'intérieur du tube digestif. Les expériences de M. Magendie, annihilent cette hypothèse. Depuis longtemps cet illustre physiologiste a vu que le sulfate de soude était absorbé, lorsque le sang circulait dans les capillaires, et qu'il n'y avait pas d'exosmose. Les choses se passent tout autrement, si l'on interrompt la circulation, en plaçant une double ligature sur une veine. Mais ces conditions d'expérimentation, telles que les avait choisies Cloëtta, ne prouvent rien en faveur de l'action présumée du sulfate de soude comme purgatif. En résumant le Mémoire de M. Mialhe, nous voyons que les purgatifs agissent en raison de leur solubilité, de leur propriété coagulante, de l'endosmose, de la rapidité des réactions chimiques secondaires, en présence des alcalis et des chlorures, en raison d'une irritation locale toute mécanique, de la part des substances insolubles.

On peut donc, d'après ces considérations, les diviser en purgatifs :

1° Qui exercent leur action sur toute l'étendue du tube digestif; huile de Croton, matières salines, calomel ;

2° Qui possèdent un effet localisé, la magnésie dans l'estomac, les résines et la plupart des huiles dans les intestins ;

3° Qui ont un effet évacuant spécial, calomel, vératrine, etc.

L'effet des divers purgatifs une fois bien déterminé, on instituera dès-lors facilement son choix, suivant qu'on voudra purger rapidement ou lentement, violemment ou doucement ; agir sur le sommet ou sur la partie inférieure du tube digestif.

Il est donc fort important de connaître l'action intime des médicaments sur l'organisme, et bien différent de s'appuyer sur des principes de physiologie expérimentale, ou de s'adonner à des hypothèses erronées et à une routine empirique.

Action physiologique et thérapeutique du sous-nitrate de bismuth. — Ce médicament introduit, dans la pratique, par M. Bretonneau, de Tours, doit la réputation, dont il jouit, à M. Trousseau, et surtout à M. Monneret qui l'a vanté dans plusieurs publications. M. Lussana a étudié ses effets sous un point de vue tout à fait nouveau ; les résultats de ses recherches ont été consignés dans la

Gazette Médicale de Toscane ; voici ses principales conclusions :

1° Le sous-nitrate pur ne détermine pas d'irritation intestinale. (Mal préparé, il peut contenir de l'arsenic).

2° Il n'a pas d'action sur la diarrhée tuberculeuse ou mésentérique.

3° Les matières fécales prennent une teinte noire, due à la formation du sulfure de bismuth, et tout en conservant leur caractère diarrhéique, elles perdent un peu de liquidité par suite de leur mélange avec la poudre médicamenteuse.

4° Ce sel est en partie assimilable.

5° Les acides de l'estomac le rendent soluble, mais il ne se dissout pas dans les intestins, où les sécrétions sont alcalines.

6° S'il ne passe point dans les urines, c'est que dans l'économie il se trouve ramené à l'état insoluble par les chlorures alcalins, et ne peut franchir les émonctoires.

7° Dans l'économie, il produit des effets colliquatifs et scorbutiques ; tout porte à croire qu'il exerce une action dissolvante sur le globule sanguin, comme les chlorures alcalins, qui sont des agents de fluidification.

8° Lorsqu'on voudra qu'il ne soit pas absorbé, et qu'il n'ait pas d'action funeste, il faut l'associer à un alcalin, la magnésie calcinée, par exemple, les acides de l'estomac seront neutralisés et ne le dissoudront pas.

Il y a là plusieurs erreurs qu'il importe de relever ; et d'abord, cette vieille hypothèse de la neutralisation du suc gastrique par un alcalin est ruinée à tout jamais, nous l'avons précédemment démontré. Quant à la prétendue fluidification du sang, elle tient vraisemblablement à la présence de l'arsenic dans le bismuth du médecin italien, car, nombre de fois, nous avons vu administrer ce médicament à la dose de 1 à 30 gr., et nul accident n'en fut jamais la conséquence, malgé la durée de son emploi. Le bismuth est-il absorbé, puis assimilé ? Nous ne pourrions le dire, manquant d'expériences positives, et nous regardons l'assertion de M. Lussana à cet égard, comme dénuée de preuves convaincantes.

M. Trousseau pose dans les termes suivants les indications thérapeutiques de ce sel : « Le sous-nitrate de bismuth convient aux personnes dont les digestions sont habituellement laborieuses, et accompagnées d'éructations nidoreuses, et de tendance à la diarrhée. Quand les éructations sont acides, ou qu'il n'y a que des flatuosités inodores, le médicament échoue presque toujours. »

Telles doivent être, suivant nous, les justes limites de ses applications. Nous considérons, avec M. Bonnet, le sous-nitrate de bismuth, comme un médicament inerte, doué seulement de la propriété d'absorber l'acide sulfhydrique, et très-efficace, par cela même, pour neutraliser les effets délétères de ce poison gazeux ; c'est un désinfectant du tube intestinal, qu'on nous passe l'expression. En étudiant les gaz intestinaux, nous avons déjà exposé comment nous comprenions son action ; nous ajouterons ici que la fétidité des selles est un indice précieux pour en régler les doses, de même que l'odeur sulfurée des vents intestinaux ; on augmentera la quantité progressivement, jusqu'au moment où toute mauvaise odeur aura disparu. Mieux vaut une idée chimique démontrée qu'une assertion médicale sans preuve !

Action du fer dans l'économie. — Entraînés par l'ordre que nous nous sommes tracé, nous donnons ici ces considérations, qui trouveraient mieux leur place, peut-être, après l'étude de la nutrition.

La propriété du fer d'accroître la richesse du sang, peut se concevoir de trois manières :

1° Le fer absorbé irait s'ajouter à chaque globule considéré isolément, et augmenter ainsi leur richesse individuelle ;

2° Le fer rendrait la masse alimentaire plus absorbable ; ou bien, absorbé, il stimulerait, par l'intermédiaire du système nerveux, l'organisme, qui deviendrait ainsi de plus en plus apte à s'approprier les principes nutritifs des aliments ;

3° Le fer administré comme médicament permet l'absorption du fer contenu dans les aliments.

Disons-le de suite, ce sont là de vaines hypothèses ! Aussi, quelle différence entre leur résultat et les données lucides de la physiologie expérimentale !

On sait mal, jusqu'à ce jour, quelle forme chimique revêt le fer dans sa combinaison avec le sang. Tandis que les uns lui refusent d'entrer dans la matière colorante, M. Hétet (*Journ. des Conn. Médic.*, tom. v, pag. 35, 1851-52), fait dépendre la couleur rouge, des sulfo-cyanures alcalins, qui absorbent l'oxygène.

Le tableau suivant donnera une petite idée des discussions que soulèvent cette question.

Le fer ne fait pas partie de la matière colorante du sang.	Mulder. Brande. Vauquelin. Welh. Sanson. Scherer. Van Gondiever.
Il est partie intégrante et nécessaire de la matière colorante du sang.	Berzélius. Engelhart. Le Canu. Robin et Verdeil.

Il s'y trouve à l'état d'oxydation	Denis. Liebig. Mialhe.
Sous forme de sulfo-cyanure.	Persoz et Hétet.
Combiné avec les autres éléments des globules sanguins.	Berzélius. Mulder. Le Canu.

Telles sont les connaissances douteuses que la chimie pure nous a fournies, en étudiant le fer dans l'organisme. La physiologie a été plus féconde en résultats. (Voir *Arch. de Phys. et Thérap.*, 1854, octobre, n° 2).

1° Si on ingère une substance ferrugineuse insoluble, la quantité dissoute et absorbée dépendra de la proportion du suc gastrique sécrétée ; l'efficacité est donc variable et infidèle.

2° Si la préparation ferrugineuse est soluble, de deux choses l'une, ou elle est précipitée par nos humeurs, comme le chlorure de fer, le sulfate, etc. et alors elle rentre dans le cas précédent ; ou bien elle n'est point précipitée, et peut être absorbée directement, tels sont, le tartrate de fer et de potasse, le lactate de fer, le pyrophosphate de fer et de soude ; alors son emploi constitue une médication précieuse, sur laquelle on peut compter.

— *En résumé*, il semble, au premier abord, que l'influence des découvertes modernes ait dû être immense pour le traitement et pour le diagnostic des maladies du tube digestif ; malheureusement, ici plus que partout, les hypothèses ont été nombreuses, et l'*ingéniosité* a trop souvent présidé, plutôt que la vérité, à la confection des théories. L'avantage qui cependant en résultera peut s'apprécier de la manière suivante :

1° Connaissant mieux le fonctionnement des diverses parties de l'appareil digestif, nous saurons trouver plus sûrement le point affecté. Ainsi, le malade digère-t-il mal, surtout la viande ? c'est le rôle de l'estomac qui sera le plus compromis ; sont-ce les matériaux graisseux, au contraire ? c'est le *pancréas* qui se trouvera surtout lésé. Il n'y a qu'un pas de là, pour en déduire telle ou telle alimentation dans un cas spécial.

2° On classera plus exactement les dyspepsies. Depuis longtemps, Cullen d'abord et Gendrin après, dans son *Traité de Médecine pratique*, avaient tenté un mouvement dans cette direction ; mais, mal renseignés par la physiologie de leur temps, sur la nature du travail digestif, ils n'avaient pu analyser assez complètement cette classe pathologique. Ainsi, M. Gendrin se contente d'énumérer les dyspepsies muqueuses, les dyspepsies *acescentes* ou *cardialgiques*. Nul doute qu'il ne faille désormais agrandir ce cadre en les divisant, soit au point de vue de la partie dont la fonction est lésée, soit au point de vue de la qualité des produits vicieusement sécrétés.

Ainsi, déjà on peut décrire :

La dyspepsie gastrique ;
— duodénale ;
— pancréatique ;
— biliaire.

Nous avons signalé antérieurement dans les dyspepsies gastriques :

1° Celles par surcharge alimentaire ;
2° Celles par perversion de sécrétion ;
3° Celles par absence plus ou moins complète de sécrétion normale.

Aucun auteur, jusqu'à présent, n'a décrit encore la dyspepsie sulfhydrique.

3° Plus instruit sur la nature chimique des produits de l'économie, le médecin devra examiner plus attentivement qu'on ne l'a fait de notre époque, la composition des matières excrétées et principalement des matières fécales. Il y a là toute une nouvelle séméiotique à créer, si l'on veut perfectionner l'étude des maladies du tube digestif. Les anciens avaient, peut-être plus que nous, pressenti toute l'importance de pareilles recherches. On comprend seulement qu'ils ne pouvaient atteindre au degré de notion exacte auquel nous sommes maintenant arrivés.

CHAPITRE III.

INFLUENCE DES DÉCOUVERTES MODERNES SUR LES MALADIES DE LA NUTRITION PROPREMENT DITE.

Les progrès accomplis dans la connaissance des phénomènes digestifs nous ont amené à une étude plus sérieuse de la digestion elle-même. Ce n'est point seulement à la surface du tube digestif que nous avons porté nos investigations, nous avons suivi dans le système circulatoire les produits absorbés par les veines ou les chylifères, nous avons saisi une partie des changements qu'ils subissent au contact des organes importants placés sur leur passage. Tout n'est pas encore fait. Après avoir achevé leur mission réparatrice, les produits alimentaires s'éliminent de l'organisme. Apprécier alors les modifications intimes de leur constitution, ce sera, nous le croyons, une des sources les plus fécondes en déductions pratiques.

Ainsi, il nous semble que, jusqu'à ce jour, les auteurs n'ont pas assez insisté sur une classe particulière de maladies, qui aurait pour ***caractère principal***, l'élimination anormale d'un produit, qui habituellement se trouve destiné à rester dans l'économie, et doit y être utilisé. Cette classe de maladies comprendrait les diabètes, qui n'ont pas, jusqu'à présent, constitué à part une catégorie bien définie.

Or, si l'aphorisme de Hufeland est vrai : « Généraliser les maladies autant que possible, en individualisant les malades dans la même proportion, » il est évident que la ***médecine pratique*** gagnera à voir se dessiner une classe d'affections plus généralisée, on pourra plus facilement alors, en comprendre la symptomatologie, en saisir la pathogénie, en appliquer la thérapeutique.

Depuis que, d'une part, l'urine est mieux connue dans sa composition, et que, d'un autre côté, nous connaissons mieux la constitution élémentaire des organes, quel pas immense n'avons-nous pas fait déjà dans cette voie ? Ainsi, maintenant, nous croyons pouvoir affirmer que la nutrition proprement dite consiste, en dernière analyse, dans l'utilisation

d'aliments respiratoires,
d'aliments plastiques,
d'aliments minéraux.

Dès-lors, en pathologie générale il nous semble aussi que l'on devrait créer trois catégories de diabètes :

1° Le diabète par suite de la perte d'un aliment respiratoire ;

2° Le diabète par suite de la perte d'un aliment plastique ;

3° Le diabète par suite de la perte de produits minéraux.

Le diabète sucré, le diabète graisseux, nous offrent déjà deux exemples à ranger dans notre première catégorie.

Le diabète *albumineux*, *l'albuminurie*, fait partie de la deuxième.

Nous n'avons encore que des données moins certaines sur les diabètes de la troisième espèce. C'est de la sorte, nous le croyons, que l'on doit considérer, dès maintenant, la *chlorose*, dans laquelle il y a départ du fer habituellement retenu et utilisé dans l'économie ; le *rachitisme*, dans lequel l'élément phosphatique calcaire s'écoule par les urines sans être employé pour la nutrition osseuse ; l'*azoturie* , le diabète urique de Robert Willis, et tant d'autres états morbides, à la suite desquels on voit les malades s'allanguir en s'amaigrissant. La cristallisation organique fait, pour ainsi dire, défaut.

Pour la chlorose, il est vrai, on n'a pu, jusqu'à ce jour, constater, d'une façon bien exacte, par quelle voie le fer s'éliminait; déjà cependant plusieurs tentatives ont été faites, nous croyons qu'elles ne resteront pas infructueuses. Ainsi, il est probable que la bile est chargée en grande partie de l'excrétion du fer. En examinant la grande quantité de principes ferrugineux que renferment les cheveux, leur beauté chez le plus grand nombre des chlorotiques, ne pourrait-on pas trouver encore là une des portes de sortie de ce produit? La physiologie expérimentale nous ayant appris, en effet, que telle ou telle substance s'élimine plus spécialement par tel ou tel organe d'excrétion (M. Bernard, divers Mémoires, dans les *Arch.* 1848), ce n'est donc pas, désormais, dans l'urine seulement que le praticien devra rechercher les fuites de l'aliment, mais d'une façon générale, dans la plupart des substances provenant de l'excrétion des molécules désassimilées.

L'examen du médecin devra donc se faire, et sur la *sueur*, et sur la *salive*, et sur les *liquides intestinaux*, soit qu'ils proviennent des intestins mêmes, soit qu'ils proviennent des déjections hépatiques. On devra de même ne pas négliger l'analyse des crachats. Hippocrate n'avait-il pas signalé déjà, vaguement peut-être, que, chez les phthisiques au troisième degré, l'expectoration devenait sucrée? L'expérimentation moderne n'a pas vérifié complètement cette assertion. On a constaté du moins qu'à cette période ils contenaient souvent une plus grande quantité de matière graisseuse. (Expériences de M. Bonnet). Alors, l'amaigrissement devient plus rapide, ce symptôme étant nécessairement en rapport avec cette déperdition nouvelle d'un produit non utilisé; c'est un véritable diabète graisseux qui s'ajoute à la maladie principale.

La chimie, en nous signalant plus attentivement cette grande classe des diabètes, nous éclairera nécessairement sur plusieurs de ces états cachectiques, dont la notion médicale est encore peu connue. Ainsi, nous arriverons à avoir des données plus exactes sur les lientéries, les polyuries, les diacrises chyleuses des auteurs, le flux cœliaque de Frank, divers cas d'*éphydrose* avec prostration extrême, tous états morbides, je le répète, que les anciens auteurs n'ont bien analysés que dans quelques points, étant obligés nécessairement de passer sous silence les connaissances de composition chimique que nos recherches modernes ont révélé depuis, et qu'ils ne pouvaient aborder à l'époque.

Si les sciences chimiques ont eu déjà, et auront certainement encore une influence plus grande, dans le sens que nous venons d'examiner, il faut avouer que la Médecine pratique a peu à se louer des théories que l'on a voulu élever au point de vue chimique, ou exclusivement physiologique, pour expliquer la symptomatologie de ces diverses affections. — On pourrait presque dire que si, en thérapeutique, la multitude des remèdes dénote au praticien l'incurabilité de la maladie, en pathologie la multiplicité des théories, pour rendre compte de la rationalisation des phénomènes morbides, indique aussi que l'on est bien loin encore de la vérité.

Un rapide examen démontrera, je pense, facilement la proposition que nous venons d'avancer. Nous passerons successivement en revue le diabète sucré, l'albuminurie, le diabète graisseux.

Des théories appliquées au diabète sucré.

C'est surtout pour le diabète sucré qu'il semble, au premier abord, que les explications les plus positives ont dû être données, depuis les belles et dernières découvertes de M. Bernard. Le temps est certes loin de nous, où l'on faisait dépendre cette affection d'une lésion spéciale des reins, où l'on ne pouvait même spécifier, que d'une manière très-vague , la nature de l'élément nutritif qui s'éliminait par les urines.—Depuis, bien des erreurs ont été rectifiées ; MM. Bouchardat, Mialhe, Alvaro-Reynoso, Dechambre , Jangot de Lyon, Bernard sont venus , tour-à-tour, proposer de nouvelles théories. Où est encore la vérité ?

Pour nous, d'une façon formelle, aucune de ces théories modernes ne peut y prétendre complétement. Chaque auteur vise bien à la valeur exclusive de son opinion ; il l'étaye certainement de déductions physiologiques et chimiques, qui paraissent d'abord le faire triompher ; mais tous, suivant nous, ont été trop chimistes ou trop physiologistes. — Leurs travaux cependant auront une utilité ; en s'appuyant sur quelques résultats pratiques , ils auront eu l'avantage de vulgariser plusieurs médications que l'expérience a désormais montrées utiles.

Ainsi , en considérant le diabète sucré comme une saccharification exagérée , produite par les acides intestinaux , agissant , dans ce cas , comme ferments , pour transformer les substances amidonnées , M. Bouchardat a le mérite d'avoir , le premier , fait entrevoir , sur cette affection , des données dont nous profitons déjà largement pour la thérapeutique.

N'est-ce pas surtout depuis ses travaux , que

l'esprit des praticiens a été plus éveillé pour rechercher l'étiologie dans une diminution des fonctions sécrétantes de la peau, qui entraînerait à sa suite l'acidité plus grande des premières voies ? Quelles indications pratiques n'en a-t-on pas tiré en conseillant alors les bains sulfureux, les frictions à la peau, l'hydrothérapie, etc.? Whillis le premier avait bien indiqué, mais très-vaguement, qu'il y avait, dans les cas de diabètes sucrés, perturbation des fonctions de l'estomac. Il n'arrivait pas ainsi aux indications thérapeutiques que M. Bouchardat a fait ressortir. — Poursuivons : La théorie de M. Mialhe, d'après l'opinion d'esprits compétents, ne peut être soutenue: jamais, en effet, il n'a été possible de constater l'acidité du sang dont il parle, ou même une diminution dans l'alcalinité. Les expériences de Bernard, celles que nous avons faites nous-mêmes à ce sujet, ne doivent laisser aucun doute. Les idées qu'il a émises auront du moins vulgarisé, plus qu'on ne l'avait fait jusqu'à ce jour, l'emploi des alcalins et surtout l'usage des eaux minérales de Vichy.

On doit savoir cependant qu'il faut user de ce moyen avec une certaine réserve ; souvent, en effet, après ce traitement plus ou moins prolongé, les malades succombent soudainement attaqués d'accidents inflammatoires du côté des organes thoraciques.

Enfin, dans ces dernières années, après ses brillantes découvertes sur les fonctions du foie, nous l'avons déjà dit, M. Bernard se trouvait fatalement conduit à proposer une nouvelle théorie sur le diabète.

Pour lui, on le sait, la maladie consisterait essentiellement dans une exagération de la fonction glycogénique dévolue à cet organe. Or, comme le sucre se crée aux dépens des matériaux azotés, apportés par la veine porte, et qui se dédoublent d'une part pour constituer la bile, d'une autre part pour faire le sucre ; on comprend que cet emploi exagéré de matières si importantes, pour la création d'une substance inutilisée, doive entraîner rapidement un amaigrissement notable.

Pour qui a suivi les leçons et les idées de M. Bernard, il est incontestable que sa théorie paraît forte de toutes les preuves les plus positives. Expériences sérieuses, justesse de vues physiologiques, déductions logiques, rien n'y manque. Certes, nous avons vu répéter trop souvent ces expériences fondamentales, pour qu'il nous soit possible de les mettre en doute. Et, cependant, quels résultats pratiques la médecine peut-elle en retirer ? Peut-être une perturbation complète dans la manière d'envisager la classe des diabètes, qui consisteraient alors dans une exagération de la fonction normale d'une glande. Quel praticien acceptera cette opinion ? Encore un pas, hélas ! il a été fait, et l'albuminurie va résulter de l'exagération dans la création de l'albumine. Tout au plus peut-on dire qu'en se fondant sur ces données, on serait autorisé à tenter de nouveau l'emploi de l'opium, puisque l'on sait que cette préparation diminue les sécrétions intestinales, en tarissant surtout celles des glandes annexées. On tendrait ainsi à diminuer la fonction exagérée du foie. Trop de tentatives infructueuses ont été faites déjà, pour que le praticien veuille encore s'exposer à de nouveaux échecs.— Du reste, d'après les idées de M. Bernard, il semble que la diarrhée bilieuse doive, le plus souvent, se rencontrer chez les diabétiques, puisque, en effet, la production du sucre vient, dit-il, du dédoublement des substances azotées, changées alors d'une part en bile, d'une autre part en matière sucrée. Il n'en est rien cependant.

En résumé, aussi fautives, d'une façon absolue, que les opinions de ses prédécesseurs, les idées de M. Bernard auront aussi, comme elles, un côté utile. C'est depuis lui que l'on aura bien démontré la multitude de causes qui peuvent déterminer l'affection qui nous occupe.

Ainsi, trouble de l'innervation. — Lésions traumatiques des centres nerveux.

— Troubles du côté de la circulation.

— Injections irritantes dans la veine porte.

— Ethérisations. — Tout cela n'était pas connu avant ses premiers travaux.

Pour nous, actuellement, ce qui nous paraît surtout important dans la conception des *diabètes*, au point de vue pratique, c'est l'examen :

1° De la modification intime dans les fonctions plastiques. Cette modification entraîne à sa suite la non utilisation de certains produits, qui, habituellement, sont employés dans l'économie.

2° C'est la connaissance chimique de l'élément qui s'élimine.

3° Il nous faut connaître, autant que possible, l'origine de cet élément ; savoir comment il se constitue, à la suite des diverses permutations organiques. Alors, en effet, on pourrait éviter de nourrir le malade avec les matériaux que l'on sait ne devoir pas être utilisés plus tard.

Or, pour le premier de ces points, les recherches modernes n'ont pu certes nous éclairer bien vivement. Les modifications intimes de l'assimilation sont encore bien obscures. N'est-il pas, dans la science des êtres organisés, des mystères de chimie vivante, que probablement jamais nous ne pourrons connaître? Nous savons mieux seulement que cet état anormal peut être modifié avantageusement,

soit par les bains,
l'hydrothérapie,
l'exercice,
les alcalins.

Les théoriciens modernes, en vantant ces moyens d'après d'autres vues, en ont démontré du moins l'efficacité.

2° Quant aux deux autres points, il est incontestable que nous devons aux découvertes chimiques et physiologiques modernes, d'être mieux renseignés et sur la nature des produits d'élimination,

sucre,
albumine,
urée,

et sur les permutations diverses par lesquelles se créent ces principes.

J'aborde maintenant l'étude du diabète albumineux.

Il semble que, pour cette affection, comme pour le diabète sucré, l'esprit médical ait passé par les mêmes phases d'hésitations et de lumières. Ainsi, tout d'abord, l'albuminurie a été méconnue à une époque où l'on n'avait que des données trop incertaines sur la composition intime des humeurs organiques.

C'est à grand tort, en effet, que quelques personnes ont voulu faire remonter jusqu'à Hippocrate la connaissance de cette affection ; il a fallu une interprétation bien forcée de certains passages d'ouvrages anciens. Ce n'est très-certainement qu'à une époque plus rapprochée de nous que Cotugno et Cruickshank, au commencement de ce siècle, Nysten et surtout les anglais Blackall et Wells ont signalé positivement la présence d'urines albumineuses dans le cours d'un grand nombre d'hydropisies.

En 1827, Richard Bright démontre les rapports qui existaient entre les hydropisies, la composition de l'urine et une altération particulière des reins. Cette découverte a été assurément une des plus remarquables de la science contemporaine.

Christison, Grégory à Edimbourg, Becquerel, Martin-Solon, Tissot, Désir (*Thèse*, 1833), Sabatier (*Archives*, 1834), ont ensuite tour à tour appuyé de nouvelles preuves les premières observations. Suivant nous, cependant, ces résultats égarèrent un instant, en faisant trop tenir compte de la lésion anatomique des reins, qui, après tout, nous le croyons, ne deviennent malades qu'à la suite de l'albuminurie.

C'était là, comme pour le diabète, la première

phase par laquelle il a fallu passer avant d'atteindre à une notion plus exacte. La glycosurie n'avait-elle pas été aussi considérée comme une affection spéciale des reins ?

Dans ces derniers temps, la composition du sang ayant été mieux connue, dès lors on a commencé à émettre sur l'albuminurie des théories qui sont beaucoup plus en rapport avec l'idée que, suivant nous, on doit s'en faire. M. Mialhe a développé, à ce sujet, une série de propositions pleines de hardiesse et de portée.

Il nous importe de les signaler d'abord, il sera facile ensuite d'en apprécier toute la valeur.

Il existe normalement dans le sang de l'homme une albumine dite physiologique, qui se comporte comme un corps insoluble relativement aux membranes animales, c'est à dire qui ne les traverse pas. Ainsi agit, par exemple, l'albumine de l'œuf. Emportée avec les globules dans le mouvement circulaire du sang, il importait qu'elle ne pût s'échapper du système vasculaire, comme le ferait une substance ordinaire en dissolution.

M. Mialhe suppose que cette albumine, quoique offrant tous les caractères extérieurs d'un liquide, est cependant composée de globules, invisibles à la vérité parce qu'ils sont transparents, mais que l'addition d'eau de baryte (réactif indiqué par Baudrimont) rendrait apparents. Il lui donne le nom d'*albumine insoluble* ou *albumine globulaire*.

Cette albumine peut, par suite de modifications isomériques, sans rien perdre, sans rien gagner, subir une transformation en vertu de laquelle elle devient susceptible d'acquérir les propriétés d'un corps soluble. Dès lors elle peut traverser les membranes et, sous cette forme, elle présente deux degrés variables :

A. L'albumine amorphe ou caséiforme,
B. L'albuminose.

Or, qu'arrive-t-il, dit M. Mialhe, dans l'albuminurie ? Le plus souvent, par suite de causes que nous apprécierons plus tard, l'albumine dite globulaire ou insoluble, commençant à se désagréger, passe au travers des membranes et s'élimine par les urines. A ce moment là, les membranes ne sont pas encore modifiées.

D'autres fois, les membranes elles-mêmes modifiées peuvent, à la suite de cette altération laisser transsuder l'albumine même insoluble. Alors le pronostic est d'autant plus grave ; dans le premier cas, en effet, l'on n'avait à faire qu'à une altération des éléments du sang ; dans le second, la lésion organique des membranes est certainement plus encore au-dessus des ressources de la thérapeutique. Voici du reste les caractères chimiques différentiels de ces trois espèces d'albumine (Bérard, p. 88, t. III).

A. L'albumine dite globulaire ou insoluble, est totalement précipitée par l'acide azotique ou la chaleur. Un excès d'acide ne redissout rien.

B. L'albumine amorphe ou caséiforme ne précipite qu'incomplètement par la chaleur; l'acide azotique mis en excès redissout le précipité.

C. L'albuminose ne précipite ni par la chaleur ni par l'acide azotique. Les sels de plomb, de mercure, d'argent, la créosote, l'alcool, le tannin agissent. Le précipité se redissout dans l'eau.

Ces dernières substances ayant une action sur les deux premières espèces d'albumine, il ne faut donc les employer que dans le cas où, sûrs de ne rencontrer ni albumine normale, ni albumine caséiforme, vous voulez savoir cependant si la matière contient de l'albuminose.

Comme on le voit, M. Mialhe a modifié essentiellement l'idée que la plupart des pathologistes s'étaient faite sur l'albuminurie. D'après lui, le plus souvent il y a, au début, altération du sang, en vertu de laquelle l'albumine arrive à se désagréger. C'est donc surtout dans ce sens que le praticien doit diriger sa médication. Ces travaux auront aussi fait sentir toute la précision qu'il faudra désormais employer pour rechercher les différentes espèces d'albumine qui peuvent se rencontrer dans l'urine.

Il sera facile de porter un pronostic plus positif, suivant que l'on aura diagnostiqué ou non l'altération des membranes. Enfin, renseigné sur l'étiologie du mal, on pourra instituer une thérapeutique plus efficace. « Absque causarum cognitione, morbi « nec præservari nec feliciter curari possunt. » (***Fernel***).

On comprend mieux comment l'albuminurie peut survenir à la suite d'une foule d'états morbides, tels que :

le premier stade des fièvres intermittentes,
les maladies éruptives,
la scarlatine surtout ;

tous états, à la suite desquels le liquide sanguin est modifié, principalement par perversion des fonctions excrétoires de la peau. Dès lors, les médecins praticiens auront moins en vue la lésion anatomique des reins, qui certes ne doit pas passer inaperçue, mais qui, selon nous, ne doit pas entraîner l'indication fondamentale.

Les bains sulfureux, l'hydrothérapie, indiqués en raisonnant ainsi, ont déjà fourni des succès nombreux.

Enfin, nous rappellerons que l'albuminurie rangée dans la classe des diabètes, profitera nécessairement des avantages généraux que nous avons vu résulter de la connaissance plus approfondie de cette catégorie nosologique, soit pour les soins prophylactiques, soit pour la nutrition spéciale à laquelle on devra soumettre le malade.

Nous mentionnerons encore en finissant cet article la nouvelle idée que l'on a voulu émettre sur l'affection qui nous occupe.

M. Bernard ayant remarqué, comme nous l'avons fait déjà entrevoir, que le foie était chargé de transformer l'albuminose en fibrine, a pensé que, dans l'albuminurie, une lésion de cet organe entraînait l'absence de cette action hépatique. Il y aurait donc, dans cette maladie, perturbation dans la transformation de l'albumine en fibrine. Ainsi, l'albuminurie, que Rayer expliquait par le désordre des reins, Mialhe par l'altération du sang, s'expliquerait maintenant par une maladie du foie. La diminution de fibrine dans le sang, la fuite de l'albumine qui alors en trop grande quantité s'échappe alors par les urines, rendent du reste parfaitement raison dans cette théorie du marasme progressif que l'on voit survenir.

A l'appui de son opinion, M. Bernard rappelle: 1° Que souvent, chez les albuminuriques, on a trouvé le foie manifestement malade. Ainsi, MM. Rayer, Briquet, Brachet, ont fourni quelques observations assez probantes.

2° Il s'est assuré que trop d'albumine dans le sang en entraînait presque toujours l'élimination sans qu'alors le produit fût utilisé. Ainsi, en injectant directement de l'albumine en grande quantité dans le torrent circulatoire, au bout de peu de temps les urines en contenaient une proportion notable. Il semblerait qu'au-delà d'une certaine saturation, tout est rejeté.

Aucune médication n'a encore été tentée dans ce sens; quoique nous soyons persuadés de tout le *physiologisme* de cette opinion, il est des vérités cependant que l'on ne peut accepter complètement qu'après l'examen des esprits compétents.

Attendons encore !

Nous regrettons, pour son auteur, que la théorie suivante ait pu être proposée. Simon ayant remarqué dans ses analyses que le sang qui sort du rein contient une plus grande quantité d'albumine que celui qui y entre, a émis l'opinion que cet organe serait chargé de la *sécrétion de l'albumine*. Il est facile d'en déduire son opinion sur l'albuminurie. Il y aurait alors simplement exagération de cette fonction rénale. Quel abus !

APPENDICE.

Peut-être trouvera-t-on que nous n'avons pas jeté un coup d'œil assez scrutateur sur l'ensemble des travaux modernes. Nous avons cru en effet devoir laisser de côté tous ceux qui, nous paraissant d'une importance contestable, nous semblaient devoir déjouer toute application sérieuse.

Nous rassemblerons cependant, avant de finir notre tâche, le titre de ces diverses sources ; peut-être, plus tard, un esprit plus pénétrant pourrait-il en faire sortir quelque lumière. Nous terminerons ainsi le tableau à peu près complet des recherches de l'époque.

ARCHIVES DE MÉDECINE 1848. — *Expériences du Dr Resteeli et de G. Strabio.* — Ces auteurs prétendent qu'une injection faite dans les veines est le meilleur moyen, le plus rapide, pour augmenter les effets des médicaments, ou des substances qui agissent après absorption.

Ils voient là une application utile pour combattre plusieurs empoisonnements.

Ainsi l'acétate ou le sulfate de morphine, lorsqu'ils sont injectés directement dans les veines, constituent le meilleur contre-poison de la strychnine. En pareil cas, l'acide hydrocyanique médicinal agit aussi très-bien. Est-ce en suspendant l'oxydation organique, comme le veut M. Mialhe ?

PLOUVIEZ. — *Recherches sur le chlorure de sodium dans l'alimentation.* — Le sel marin n'est pas seulement un coadjuteur à l'alimentation, mais encore un aliment comme le pain et la viande.

NERET. — Dans un travail sur les fièvres intermittentes, il insiste beaucoup plus qu'on ne l'avait fait jusqu'alors, sur les urines effervescentes par suite d'addition d'acide, comme un signe certain de mort prochaine.

S. GARROD 1848. — *Sur le scorbut.* — L'auteur

prétend que dans tous les aliments qui déterminent le scorbut, la potasse est toujours en quantité beaucoup moindre que dans ceux qui entretiennent la santé.

Quels travaux immenses n'ont pas été produits sur les urines, au point de vue normal ou pathologique?

WINTER (Giersen 1852). — *Sur la détermination de l'acide phosphorique et des acides libres dans l'urine.*

GRUNER (Giersen 1852). — *De la quantité d'acide sulfurique contenu dans l'urine.* — La quantité d'acide sulfurique augmente notablement pendant la nuit. L'auteur a voulu prouver que l'excrétion de l'acide sulfurique est en rapport de cause à effet, avec les modifications moléculaires que subissent les éléments protéiques, qui, comme on le sait, contiennent du soufre. Une bonne partie de ce soufre brûlé se retrouve à l'état d'acide sulfurique dans les urines.

BUCHEIM 1854. — *Archives de médecine physiologique de Vierordt, sur l'action du sel de Glauber.* — Au point de vue de l'influence que l'ingestion du sulfate de soude exerce sur la sécrétion urinaire.

HEGAR. — *Des combinaisons du chlore dans l'urine.* — Il est constaté que le poids absolu du chlore est pour 24 heures de 10 gr. 46 cent.

Beneke. — *Etudes urologiques.* — Pendant un mois l'auteur a poursuivi l'analyse chimique de ses urines.

Falck (Deutsche Klinik 1854). — *Des diverses couleurs de l'urine.* — Il existe une substance spéciale pigmentaire, qui colore en jaune l'urine à l'état normal.

Vogel (dans le journal de Henle 1854). —*Sur l'urée et les chlorures de l'urine dans les maladies.*

Parkes (*Revue Britannique* 1854). — *De l'influence de la potasse sur l'urine, dans le cours du rhumatisme articulaire aigu.* —Le caractère dominant de l'urine dans le rhumatisme, est l'excès d'acide sulfurique, qu'on ne retrouve au même degré dans aucune autre affection aiguë, quelque soit l'intensité fébrile.

Archives de médecine 1855. — *Recherches de Grunewald et de Schrœder sur le suc gastrique.* — Les auteurs arrivent à cette conclusion : que la viande crue est digérée *beaucoup* plus facilement que la viande cuite. — On saisit l'indication thérapeutique.

RÉSUMÉ.

Si nous laissons de côté toute cette poussière du détail, que nous n'avons du reste remuée qu'avec assez de parcimonie, nous pouvons, ce nous semble, en examinant d'une façon générale les résultats obtenus, arriver aux conclusions suivantes :

1° Tous les faits nouveaux et sérieux que la physiologie et la chimie ont enregistrés dans ces derniers temps auront fait avancer d'un pas la science physiologique ; or c'est de la perfection de cette dernière que doivent découler les applications les plus importantes de la médecine pratique.

On a prétendu à tort, suivant nous, que l'on pouvait regarder la physiologie et la pathologie comme deux domaines distincts, où se passeraient des phénomènes de nature essentiellement différente. Que l'on se borne à dire que dans l'application il est encore une infinité de faits dont physiologiquement nous ne pouvons encore nous rendre compte, mais rien de plus. Et cela ne prouve qu'une chose, c'est qu'il est des points de physiologie jusqu'à ce jour ignorés, et que si nous considérons cette science comme la base essentielle de la médecine, il faudra que cette base soit complète pour que l'édifice puisse s'y reposer solidement. L'avenir semble là.

2° Il ne faut pas cependant se faire illusion et s'exagérer la portée de ces découvertes, fussent-elles plus grandes encore dans peu de temps.

La médecine pratique n'est pas, après tout, la physiologie. Le rôle de cette dernière le voici : elle nous initie plus intimement au jeu des organismes; elle nous fait entrevoir le fonctionnement de la vie, et alors, mieux renseignés sur l'état de santé, nous apprécions avec plus de lucidité les phénomènes morbides, nous savons débrouiller et leur importance et leur subordination réciproque.

Il faut connaître à fond le mécanisme des rouages humains pour bien établir la théorie des maladies, c'est-à-dire rattacher leurs effets aux causes et bien comprendre l'enchaînement des dégradations pathologiques.

Ce rôle nous semble déjà assez considérable pour que l'on veuille en tenir compte. Aussi, nous ne saurions trop nous élever contre un médecin des temps modernes (1), qui en voulant critiquer la physiologie, cette chose mobile et curieuse, comme il le disait, s'écrie avec désespoir : « que notre siècle « n'a jamais enfanté de découvertes aussi impor- « tantes que celle de la circulation du sang; et que « cependant aucune application biotique n'en était « ressortie, si ce n'est, dit-il, la substitution des « saignées générales aux anciennes saignées locales « des vieux praticiens. » Il serait facile de démontrer combien il y a d'erreurs dans cette opinion. Une découverte conduit à une autre, et peu à peu nous pourrons perfectionner la médecine que nos devanciers nous ont transmise incomplète, malgré des traditions séculaires.

3° Quant au rôle que doit jouer la chimie, il doit se borner encore plus. C'est un moyen d'investigation précieux pour arriver au diagnostic par l'analyse de nos tissus et de nos humeurs, un aide im-

(1) Boucher. *Méd. prat. de Baglivi.* Introduction.

portant de la thérapeutique pour la composition du médicament. Mais la chimie seule ne doit jamais prendre le pas, même sur la physiologie; elle doit conserver sa position subalterne sous peine de faire fausse route et de conduire alors à la *chémiatrie*. Malheureusement, trop souvent les *chercheurs* sont tombés dans ces excès; c'est au véritable médecin qu'il appartient de savoir user sans tomber dans l'abus.

Sans aucun doute, il y a dans le corps de l'homme des phénomènes d'électricité, de chaleur, de pesanteur, d'hygrométrie et d'endosmose; des phénomènes chimiques d'affinité, d'attraction, de composition et de décomposition. Nous ne sommes plus aux jours où des vérités si patentes pouvaient susciter des discussions; mais tous ces phénomènes n'exécutent point leur évolution comme dans le monde inorganique; nous ne retrouvons plus là l'ordre immuable et la stabilité des lois qui régissent la matière brute; nous n'avons plus ces proportions simples et définies nettement, qui facilitent l'étude de la chimie minérale; une force supérieure inconnue dans son essence, mais appréciable par ses effets, a la haute direction de tous les actes chimiques et physiques de notre organisme; cette force, c'est la vie.

Que l'influence dissolvante du suc gastrique sur les aliments s'exécute aussi bien dans le verre à réaction que dans la cavité stomacale, voilà le phénomène chimique ! Mais que le suc gastrique soit sécrété, c'est là un phénomène vital ! Pourquoi existe-t-il un acide libre dans cette liqueur ? est-ce que le sang est acide ? et cette pepsine l'a-t on retirée du sang ? En dépit de certains organiciens, la force qui a groupé les éléments de l'acide gastrique et de la pepsine doit s'appeler force vitale.

Faire la part des forces inertes et des forces vitales, se tenir dans le milieu du sage, est un beau mais difficile problème, et nous n'avons point la prétention de l'avoir résolu.

Mais du moins, en établissant le bilan de la science contemporaine, nous avons tenté de signaler tous les éléments de progrès que la physiologie, aidée de la chimie, apporte à la médecine. Si des esprits trop impatients ne trouvent point les résultats assez merveilleux, qu'ils réfléchissent avec quelle lenteur les sciences se constituent, qu'ils consultent les annales de l'art, et ils cesseront bientôt de s'abandonner au découragement, ou d'affecter un injuste dédain ! qu'ils ouvrent les yeux ! qu'ils contemplent ce qui a été fait, et l'espoir leur reviendra !

L'hygiène n'aura-t-elle pas profité de la connaissance plus approfondie des matériaux alimentaires ? Est-ce donc inutilement, que tant d'intelligences d'élite se sont appliquées à féconder les questions qui importent à la nutrition des masses ?

Est-ce sans avantages qu'il aura été démontré, aux yeux des gouvernements, que la viande est un aliment de haute nécessité ; que favoriser sa production sur une plus large échelle, c'est concourir efficacement au bien-être des peuples ? Est-ce un bénéfice illusoire, que cette magnifique découverte, grâce à laquelle nos expéditions lointaines peuvent se nourrir de légumes et de fruits sur une terre dévastée par la guerre ?

N'est-ce point une satisfaction pour l'intelligence des médecins, de savoir pourquoi ils conseillent à leurs convalescents le régime des féculents torréfiés. la viande des animaux jeunes, ou la viande faisandée, les aliments chauds, excitants, etc., etc. ; pourquoi ils ordonnent à leurs malades, le charbon, la magnésie calcinée ou le sous-nitrate de bismuth, le calomel ou le jalap, une dose unique ou fractionnée, etc. ?

Si l'idée physiologique d'administrer de la diastase à ceux dont la sécrétion salivaire est insuffisante ; de la pepsine aux dyspeptiques chez qui l'on soupçonne que le suc gastrique est tari ; de la bile ou du suc pancréatique, lorsque le foie ou le pancréas ne fonctionnent plus qu'imparfaitement ; si cette idée, dis-je, ne trouve point créance aux yeux des médecins sérieux, qu'ils n'aillent pas croire que ce soit là le seul tribut que les sciences physiologiques aient apporté à l'art de guérir.

Est-il besoin de rappeler les importantes découvertes sur le rôle des salives, regardées jusqu'alors comme des liquides sans utilité ; d'attirer l'attention des praticiens sur les dyspepsies causées par leur déperdition, et de leur signaler les moyens d'y remédier ?

Ce n'est point vainement que d'illustres physiologistes ont étudié les sécrétions normales du suc gastrique, du foie, du pancréas et du suc intestinal; qu'ils ont mis en lumière l'influence excitatrice de certains agents, remèdes ou aliments ; les transformations acides qui accompagnent leurs altérations, les fermentations putrides qui sont la conséquence de leur suppression.

Nous soupçonnons à peine les troubles qui résultent d'une lésion organique de la rate, mais il n'en est plus de même des affections du foie et du pancréas ; nous comprenons quelle perte pour l'économie, si les matières grasses ne sont pas émulsionnées, si le sucre n'est produit qu'en insuffisante quantité, si l'albumine n'est modifiée qu'imparfaitement, etc.

On a vu toutes les indications précieuses qu'un praticien sagace pouvait tirer de l'étude attentive des matières vomies, des déjections alvines, des gaz intestinaux.

Sans aucun doute, il y a plusieurs points douteux ; bien des applications violentent encore les

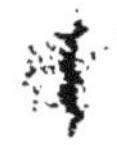

idées médicales régnantes ; mais tout travail doit porter ses fruits : *quærite et invenietis.*

Qu'il nous soit permis en finissant ce mémoire, de remercier la Société de Médecine, d'avoir mis au concours la question qui nous a occupés. A aucune époque, peut-être, le problème ne pouvait être d'une importance plus grande. Aujourd'hui que la physiologie expérimentale est entraînée dans un mouvement si rapide, lorsque chaque jour, pour ainsi dire, le travailleur apporte quelque fait nouveau, quel observateur n'a pas senti le besoin, au milieu de cette fermentation scientifique, de se demander : quelles sont, d'une part, les découvertes réalisées ? quelle est, d'un autre côté, la valeur de ce levier que l'on présente à la médecine ?

Nous nous sommes efforcés de résoudre ces deux questions qui nous ont semblé solidaires. Puissions-nous ne pas être restés trop au-dessous de notre tâche.

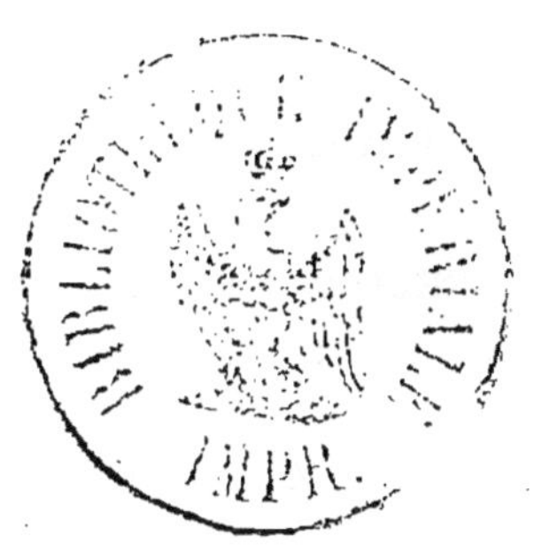

TABLE

CHAPITRE II.

CHAPITRE III.

Lyon. — Imprimerie d'Aimé Vingtrinier, quai Saint-Antoine, 36.

OUVRAGES DES MÊMES AUTEURS.

X. DELORE.

Quelques recherches sur le Pus (*Paris*, 1854. Thèse inaugurale).

Opérations de Lithotritie. Note présentée à l'Académie de Médecine (*Revue médicale et Moniteur des hôpitaux*, 1855).

De la Glycogénie hépatique (*Gazette médicale de Lyon*, 1856).

A. BERNE.

Du Système cutané, au point de vue de ses fonctions, de la Mort aigue par la peau, et de la Pathogénie chez l'homme (*Paris*, 1854).

www.ingramcontent.com/pod-product-compliance
Lightning Source LLC
Chambersburg PA
CBHW060555210326
41519CB00014B/3476
9782013517973